```
||| | ||| ||||| | || |||||||| ||| ||||| |||
W0109398
```

ullstein

Das Buch

Viele Menschen haben das Vertrauen in eine klassische medizinische Behandlung verloren. Wochenlang auf einen Termin beim Facharzt warten? Stunden im Wartezimmer eines Hausarztes verbringen, der sich dann doch keine Zeit für das Gespräch nimmt? Und wer einmal im Krankenhaus landet, weiß oft gar nicht mehr, ob die geplante Operation wirklich nötig ist oder nur das Krankenhausbudget aufbessern soll.

Diesen Ängsten begegnen Johannes Wimmer und Robin Haring. Station für Station führen die zwei jungen Mediziner und Wissenschaftler durch unser Gesundheitssystem und klären auf. Mit vielen Checklisten und Infoboxen zeigen sie jedem Leser den persönlichen Weg zur besten Medizin!

Besuchen Sie für zusätzliche Multimedia-Inhalte die Webseite zum Buch: *www.fragensiedoktorjohannes.de*

Möchten Sie in Kontakt zu Dr. Johannes treten?
www.facebook.com/doktorjohannes
www.twitter.com/doktorjohannes

Die Autoren

Dr. Johannes Wimmer ist Deutschlands erster Arzt mit einem Videoblog. Als Dr. Johannes klärt er regelmäßig auf den Seiten der Techniker Krankenkasse zu allen Themen rund um Gesundheit auf und ist als Experte in Print und TV gefragt. Er lebt mit seiner Frau, den beiden Töchtern und zwei Dackeln in Hamburg.
www.doktor-johannes.de

Professor Dr. habil. Robin Haring ist mit 32 Jahren einer der jüngsten Professoren Deutschlands. Der habilitierte Demograph und Epidemiologe lehrt an der Europäischen Fachhochschule in Rostock und forscht aktiv zu den Themen Männergesundheit, demographischer Wandel und gesundes Altern.
www.robinharing.com

Dr. med. Johannes Wimmer
Prof. Dr. habil. Robin Haring

FRAGEN SIE DR. JOHANNES

Ihr Weg zur besten Medizin

Ullstein

Sprachregelung

Zur Vereinfachung beim Schreiben und Lesen wird immer die männliche Form verwendet: *der* Patient, *der* Arzt usw. Dieser Artikel dient als allgemeiner Gattungsbegriff und schließt weibliche Personen automatisch mit ein.

Wichtiger Hinweis

Die Ratschläge in diesem Buch sind von den Autoren und dem Verlag sorgfältig erwogen und geprüft. Sie bieten jedoch keinen Ersatz für kompetenten medizinischen Rat. Jeder Leser ist für sein eigenes Handeln selbst verantwortlich. Alle Angaben in diesem Buch erfolgen daher ohne jegliche Gewährleistung oder Garantie seitens des Verlages oder der Autoren. Eine Haftung der Autoren bzw. des Verlages und seiner Beauftragten für Personen-, Sach- und Vermögensschäden ist ausgeschlossen.

Zum Schutz von Personen wurden Namen verändert und Handlungen, Ereignisse und Situationen abgewandelt.

Besuchen Sie uns im Internet:
www.ullstein-taschenbuch.de

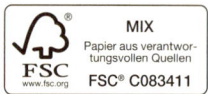

MIX
Papier aus verantwortungsvollen Quellen
FSC® C083411

Originalausgabe im Ullstein Taschenbuch
1. Auflage November 2015
© Ullstein Buchverlage GmbH, Berlin 2015
Umschlaggestaltung: ZERO Werbeagentur, München
Titelabbildung: © Olaf Ballnus; Illustrationen: © FinePic®, München
Illustrationen im Innenteil: © Melanie Hauke
Satz: KompetenzCenter, Mönchengladbach
Gesetzt aus der Fairfield light
Druck und Bindearbeiten: CPI books GmbH, Leck
Printed in Germany
ISBN 978-3-548-37620-2

Inhalt

Vorwort

An einem kalten Sonntagmorgen im März, kurz vor meinem fünften Geburtstag, passierte etwas, was mein Leben für immer prägen sollte. Nach einem gemütlichen Familienfrühstück ging mein Vater, damals 38 Jahre alt, ins Badezimmer, um zu duschen. Meine Geschwister, meine Mutter und ich saßen noch am Frühstückstisch, als wir aus dem oberen Stockwerk ein dumpfes Geräusch hörten. Meine Mutter eilte sofort nach oben, uns Kinder schickte sie in das Spielzimmer. Das Herz meines Vaters war von einer Sekunde auf die andere stehen geblieben. Ohnmächtig war er aus der Dusche gestürzt und lag mit einer schweren Wunde am Kopf auf dem Boden. Unmöglich konnte ich im Spielzimmer einfach nur warten, wollte helfen und lief zu meinen Eltern ins Bad. Meine Mutter kniete neben meinem Vater, während aus einer Platzwunde das Blut auf die Fliesen strömte. Ich stand in der Badezimmertür und spürte eine verzweifelte Hilflosigkeit. Dieses Bild meiner Eltern und das ohnmächtige Gefühl nicht helfen zu können, haben sich so tief in mein Gedächtnis gebrannt, dass sie für den Rest meines Lebens unvergessen bleiben sollten. Damals schwor ich mir zwei Dinge: Erstens werde ich selbst nie wieder so hilflos sein und zweitens werde ich Menschen helfen, die solche Situationen erleben müssen, ihre Hilflosigkeit zu besiegen.

Um mir zunächst selbst helfen zu können, wählte ich den Weg des Medizinstudiums. Inzwischen dreht es sich in meiner ärztlichen Praxis, egal ob in der Notaufnahme oder online bei Facebook, Twitter und Co., tatsächlich immer nur um das eine: der Hilflosigkeit im Umgang mit medizinischen Informationen, Optionen und Perspektiven entgegenzutreten. Dabei erwarte ich von meinen Patienten nicht, dass sie medizinisch genauso viel wissen wie ihr Arzt. Das Einzige, was wir Ärzte brauchen, um Ihnen als Patient wirklich helfen zu können, ist eine klare Aussage zu Ihren Beschwerden und Ihrem Behandlungsziel. Nur wenn Sie klar und deutlich sagen, was Ihr Problem ist und was Ihre Wünsche sind, können Sie gemeinsam mit Ihrem Arzt den richtigen Weg zu Ihrer besten Medizin finden. Deshalb halten Sie das richtige Buch zur richtigen Zeit in Ihrer Hand.

Denn nicht nur aus der Sicht des Arztes Johannes Wimmer bewegt sich derzeit viel in der Medizin. Auch aus der Perspektive des Epidemiologen und Gesundheitswissenschaftlers Robin Haring führen die modernen Diagnose- und Behandlungsmöglichkeiten der Hightech-Medizin zu ganz neuen Optionen und Entscheidungen, die dem heutigen Patienten eine höhere Gesundheitskompetenz abverlangen. Als Autorenteam können wir Ihnen daher die direkten Erfahrungen des klinischen Alltags zusammen mit wissenschaftlichen Studien und Fakten so präsentieren, dass der dramatische Wandel, der aktuell in der Medizin stattfindet, deutlich wird. Zwar nehmen viele Ärzte diese Veränderung noch nicht wahr, weil sie still und leise vor allem im Internet abläuft und Ärzte dort erschreckend selten zu finden sind. Aber immer mehr Patienten geben sich nicht mehr damit zufrieden, vom Arzt bevormundet und bei Problemen im Dunkeln stehen gelassen zu werden. Sie nehmen sich das, was ihnen zusteht, ein klares Recht auf Mitbestimmung, auf Transparenz, wenn Ärzte Fehler machen, und vor allem das Recht auf die beste medizinische Versorgung. Dieser Wandel der Patientenrolle hat gerade erst begonnen. Deshalb laden wir Sie zu einer Reise durch das Buch ein, um diesen Wandel gemeinsam mit uns zu erkunden.

Weltweit sprechen in diesem Zusammenhang alle nur von einem Wort und das heißt *Empowerment*, also ganz einfach übersetzt Patientenpower. Nicht nur in Deutschland, auch international werden die Gesundheitssysteme in Richtung mehr Transparenz, mehr Patienteninformationen und Patientenbeteiligung umgebaut. Tatsächlich wünscht sich in Umfragen die klare Mehrheit der Patienten mehr Informationen zu ihrer Behandlung, eine bessere Abstimmung mit ihrem Arzt und eine stärkere Beteiligung bei der Entscheidung, ob und wie behandelt wird. Zum Vergleich: Noch vor 10 Jahren gaben die meisten Befragten an, dass der Arzt allein über die Behandlung entscheiden könne.[1] Dagegen wünschen sich heute fast zwei Drittel der Patienten eine gemeinsame Behandlungsentscheidung mit ihrem Arzt. Allerdings haben viele Deutsche immer noch große Probleme, wenn es um Fragen der eigenen Gesundheit geht. Eine Umfrage hat gezeigt, dass jeder Zweite Probleme hat, passende Gesundheitsinformationen zu finden, zu verstehen und umzusetzen. Bei 15 % der Befragten war dies sogar unzureichend, was mit der Schulnote 6 zu vergleichen ist.[2]

Natürlich wollen wir alle wissen, warum der Rücken schmerzt, das Einatmen schwerfällt oder die Augen ständig jucken. Aber dem wachsenden Bedürfnis nach Informationen zu Krankheit, Behandlung und Vorsorge stehen zwei entscheidende Hürden im Wege.

Erstens ist es schwer, hochwertige Gesundheitsinformationen zu finden. Diese brauchen Patienten aber als Grundlage für richtige Entscheidungen und für ein sinnvolles Arztgespräch. Meistens sind ja Arzt-Patienten-Gespräche nicht nur zu kurz, sondern oft auch alles andere als informativ. Viele Patienten verlassen daher die Arztpraxis immer noch mit mehr Fragen als Antworten.[3]

Zweitens mangelt es an persönlicher Gesundheitskompetenz. Das Wissen über den eigenen Körper und darüber, was man selbst aktiv für seine eigene Gesundheit tun kann, ist erstaunlich gering. Wir fragen uns immer wieder, wer daran eigentlich schuld ist. Vielleicht haben wir alle zu viele Jahre in der trügerischen Gewissheit verbracht, dass Ärzte wie Prof. Dr. Brinkmann aus der Schwarzwaldklinik es schon richten werden. Fakt ist, ein solides Grundwissen über Krankheiten und deren Entstehung, Vorbeugung, Erkennung und Behandlung als auch die Fähigkeit, sich zuverlässige Informationen besorgen und bewerten zu können, ist schlichtweg nicht vorhanden. Die dramatischen Folgen sind gut untersucht. So führt eine geringe Gesundheitskompetenz zu schlechteren Behandlungsergebnissen, mehr Krankenhausaufenthalten und einer erhöhten Sterblichkeit. Man kann also sagen, dass die eigene Unwissenheit das Risiko, länger krank zu sein und früher zu sterben, nachweislich erhöht.[4] Vor allem bei chronischen, also dauerhaften Erkrankungen zeigt sich: Je stärker diese Patienten mitwirken, desto besser der Heilungsverlauf ausfällt. Und je mehr Informationen Patienten zu Umfang, Qualität und Kosten medizinischer Behandlungen erhalten, desto höher ist die Zufriedenheit und desto besser sind die getroffenen Entscheidungen.

Also, was brauchen wir? Die dringendste Maßnahme lautet Gesundheitsbildung. Das klingt zwar nach langweiligem Schulunterricht, ist aber eigentlich gar nicht schwer und wirkt, richtig eingesetzt, auch noch lebensverlängernd. Zudem benötigen wir alle eine gesunde Risikokompetenz. Das bedeutet, wir müssen verstehen, wie gefährlich eine Behandlung, eine Operation oder eine Untersuchung wirklich ist und ob die vorgeschlagene Therapie damit tatsächlich das Beste für uns ist. Denn erst, wenn Sie verstehen, wie die Behandlung abläuft, oder wissen, welche Fragen Sie stellen müssen, können Sie Fehlbehandlungen oder Überbehandlungen vermeiden, während schlecht informierte Patienten falsche Entscheidungen treffen. Als Patient sind Sie zwar der »Endverbraucher« medizinischer Maßnahmen, aber die Berücksichtigung von Patientenwünschen bei der Bewertung von Nutzen und Kosten geschieht bislang weder systematisch noch transparent bzw. nachvollziehbar.[5] In Deutschland hieß es zwar schon vor über 10 Jahren: »Partizipative Entscheidungsfindung«, also Arzt und Patient entscheiden gemeinsam, aber die breite Umsetzung dieses Anspruchs ist bis heute an vielen Stellen eine Luftnummer geblieben.[6]

Dieses Buch soll Ihnen helfen, sich auf dem Weg zu Ihrer besten Medizin fit zu machen und zum eigenen Gesundheitsexperten zu werden. Sie werden merken, dass Sie dafür kein Medizinstudium brauchen. Als Anleitung für die verschiedenen Stationen einer Patientenreise beginnt das Buch mit dem Auftreten gesundheitlicher Beschwerden, über den Arztbesuch, einen möglichen Aufenthalt im Krankenhaus bis hin zum alltäglichen Umgang mit der eigenen Erkrankung.

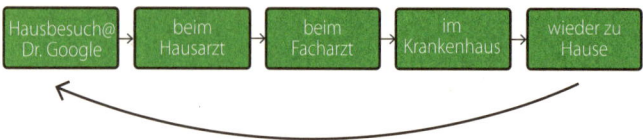

Bei all diesen verschiedenen Stationen sind Sie mit ganz unterschiedlichen Informationen, Entscheidungen, Situationen und Ärzten konfrontiert. Fragen zu Ihren Beschwerden, Medikamenten und Vorerkrankungen, zusammen mit notwendigen Entscheidungen zur Therapie und den eigenen Behandlungswünschen, sorgen schnell für einen Knoten im Kopf. Beim Angebot der vielen medizinischen Möglichkeiten ist es oft kaum möglich, den Durchblick zu behalten. Daher ist es das Anliegen dieses Buches,

Ihnen dabei zu helfen, bessere Fragen zu stellen, bessere Entscheidungen zu treffen und die beste Medizin zu bekommen. Mit diesem Buch werden Sie also nicht nur Teil des allgemeinen Wandels in der Medizin, sondern verstehen Ihre neue Rolle als informierter und aufgeklärter Patient besser, können sich souveräner im Gesundheitssystem bewegen und gelangen schneller zu Ihrer besten Behandlung. Die zahlreichen Beispielfragen, Formulierungshilfen, Hinweise und Checklisten bieten Ihnen Orientierung und Unterstützung. So können Sie mitreden und mitentscheiden, wenn es darum geht, gesund zu werden, gesund zu bleiben oder auch einmal zu sagen: »Danke, aber das möchte ich nicht!« Denn die wichtigste Voraussetzung für eine bessere medizinische Versorgung sind Sie selbst. Am Ende treffen *immer Sie* die Entscheidung. Auf diesem Weg wünschen wir Ihnen alles Gute.

Johannes Wimmer
Robin Haring

Zu Hause mit Dr. Google

Wieso ist so häufig von einem historischen Umbruch in der Medizin die Rede? Um das zu verstehen, muss man sich einmal überlegen, was die letzten großen Veränderungen, wenn nicht sogar Revolutionen, in der Medizin bewirkt haben. Sauberes Wasser half Seuchen und Infektionskrankheiten wirksam zu bekämpfen. Saubere Medizin, also verbesserte Hygienestandards führten dazu, dass Patienten nach Operationen nicht mehr an Entzündungen starben. Heute sind saubere Informationen das Ziel der dritten großen Wende in der Medizin. Wie bei jeder Revolution gibt es auch bei dieser eine ganze Reihe von guten Gründen, warum es nicht bleiben kann, wie es ist:

Zum einen sind wir in der Langlebigkeitsgesellschaft angekommen. Unsere Lebenserwartung hat sich in den letzten 130 Jahren *verdoppelt*. Allein seit 1990 stieg die Lebenserwartung um sechs weitere Jahre. Auch der Anteil der über 80-Jährigen hat sich seit 1950 verfünffacht, auf inzwischen fünf Prozent. Heute ist jeder fünfte Bundesbürger über 65 Jahre alt und Deutschland das Land mit den meisten »Alten« in Europa. Die steigende Lebenserwartung führt dazu, dass mehr Menschen längere Zeit mit gesundheitlichen Einschränkungen verbringen. Hierbei spielen chronische Erkrankungen, also dauerhafte medizinische Probleme, eine besondere Rolle. Der Wandel von kurzfristigen bzw. akuten Erkrankungen, die uns nur einige Tage oder Wochen zusetzen, hin zu lang anhaltenden chronischen Erkrankungen führt dazu, dass Krankheit einen dauerhaften Einfluss auf die Lebensqualität hat. Die Arzt-Patienten-Beziehung ist damit nicht nur ein kurzes Kennenlernen, sondern ähnelt eher einer langjährigen Ehe. Chronische Erkrankungen wie Asthma, Diabetes, Bluthochdruck, Demenz oder Herzerkrankungen begleiten heute schon jeden Fünften von uns ein Leben lang. Schauen Sie sich doch einmal in Ihrem Betrieb oder bei der nächsten Familienfeier um, wer eine chronische Erkrankung hat und wer nicht. Vielleicht sind es bei Ihnen schon mehr als nur jeder Fünfte, die sich dauerhaft mit ihrer Erkrankung auseinandersetzen müssen.

Der steigende Anteil chronisch kranker, älterer Menschen benötigt aber gleichzeitig eine dauerhafte Versorgung, und diese wird teuer. Von 100 Euro, die wir im Gesundheitssystem ausgeben, gehen 80 Euro auf das Konto chronisch Kranker. Obendrein häufen sich chronische Erkrankungen im Alter. Bereits jeder zweite über 65-Jährige hat Gesundheitsprobleme in drei oder mehr Bereichen wie zum Beispiel dem Herz-Kreislauf-System, dem Bewegungsapparat oder Stoffwechsel.[7] Das Problem, mit mehreren Krankheiten auf einmal umzugehen, wird auch Multimorbidität genannt und erhöht nicht nur die Anzahl unterschiedlichster Arztbesuche, sondern auch die Notwendigkeit, verschiedenste medizinische Leistungen miteinander zu koordinieren, um die Beschwerden gemeinsam in den Griff zu bekommen.

Es gibt aber noch einen weiteren Grund dafür, dass sich in der Medizin einiges ändern muss. Medizinische Maßnahmen selbst, also Operationen, Behandlungen und selbst einige Untersuchungen nehmen hinter Herz-Kreislauf-Erkrankungen und Krebs inzwischen den dritten Platz auf der Liste der Todesursachen ein. Diese sogenannten iatrogenen Ursachen bedeuten nichts anderes als von der Medizin und Ärzten selbst verursachte Sterbefälle. Tödliche Krankenhausinfektionen, Behandlungsfehler oder Komplikationen nach unnötigen Operationen sind in Deutschland leider Alltag. Trotz dieser erschreckenden Zahlen hat die Diskussion rund um die Themen Überversorgung und Fehlversorgung gerade erst begonnen.

Während in Deutschland alle von der Kostenexplosion, drohenden Einsparungen und der Unterversorgung von Patienten reden, ist hingegen von einem Wandel der Patientenrolle und sinnvollen Ansprüchen gegenüber einer modernen medizinischen Versorgung nie die Rede. Es wird also über Themen diskutiert, die mit dem neuen Verhältnis zwischen Arzt und Patient wenig zu tun haben. Der Patient soll zwar im Mittelpunkt stehen und fordert dies auch zunehmend ein, aber von vielen wird er immer noch als nachwachsender Rohstoff betrachtet. Dabei hat sich aber schon wirklich viel getan. Bis vor kurzem wäre es als Patient noch unvorstellbar gewesen, eine Anmaßung geradezu, selbstständig das Krankenhaus auszusuchen, Qualitätsvergleiche einzufordern oder gemeinsam mit dem behandelnden Arzt über Behandlungsoptionen und -alternativen zu entscheiden. Heute hingegen können Patienten online Ärzte bewerten, sich vor einem Arzt-

oder Krankenhausbesuch informieren und im Internet umfangreiche Gesundheitsinformationen recherchieren.

Gesundheitsinformationen aus dem Internet – Fluch & Segen

Jeder von uns kennt diese Situation. Oft passiert es am Wochenende oder abends, bevor Sie mit Freunden zum Essen verabredet sind – Übelkeit, Kopf- und Gliederschmerzen. Gesundheitliche Beschwerden regen sich immer dann, wenn es am wenigsten passt. Ein zuckendes Augenlid, drückende Kopfschmerzen oder ein leichtes Stechen in der Brust können uns das komplette Wochenende vermiesen. Für die Notaufnahme scheinen die Beschwerden nicht bedrohlich genug, und den Montagvormittag im Wartezimmer zu verbringen, dazu hat auch niemand wirklich Zeit oder Lust. Also entscheiden wir uns kurzerhand für einen Besuch im Internet bei Dr. Google.

Genau das hat auch einer meiner liebenswerten Patienten gemacht, der nach seinem Internet-Suchmaschinen-Abenteuer in der Notaufnahme vor mir stand. Den Familienvater und stets im eigenen Garten buddelnden 48-jährigen Frank plagten seit einigen Tagen Fieber und ein juckender Ausschlag an den Händen. Also setzte er sich vor den Computer und gab bei Google seine Symptome ein: »Ausschlag, Erwachsener, Fieber«. Nach nur 0,16 Sekunden hatte Google einen Diagnosevorschlag parat. An erster Stelle der Suchergebnisse stand das seltene, aber ziemlich gefährliche Rocky-Mountains-Fleckfieber. Dass es diese Erkrankung in Deutschland gar nicht gibt, stand zwar nicht neben den erschreckenden Bildern von schwerstkranken Menschen, aber besorgt war Frank ja ohnehin schon vorher. Nun machten ihn die angespannt überflogenen Informationen aus dem Internet mehr als ängstlich, er geriet schlichtweg in Panik. Es folgten schlaflose Nächte vor dem Rechner. Unermüdlich recherchierte er zu seinen Symptomen und grübelte nachts, wie die Familie wohl jemals ohne ihn überleben sollte. Von Schlaflosigkeit und Panikattacken gequält, kam er schließlich in die Notaufnahme und überreichte mir eine lange Liste mit möglichen Krankheiten, Diagnosen und Tests. Nach einem kurzen Blickwechsel zwischen Frank und seiner gruseligen Diagnosesammlung packte ich ihn bei den Schultern, schaute ihm tief in seine angsterfüllten Augen und versicherte ihm: »Alles wird gut!« Tatsächlich hatte Frank »Läuse und Flöhe«, wie wir in der Medizin sagen, er hatte eine Hautreizung durch ein neues Düngemittel und zusätzlich einen harmlosen viralen Infekt. Beides war nach eineinhalb Wochen wieder weg.

Gesundheitsinformationen aus dem Internet müssen aber nicht zwangsläufig in Verunsicherung und Panik enden. Es kann auch ganz anders gehen. Dr. Google kann auch ein wahrer Segen sein. Das erfuhr ich von Steffi. Nachdem sie von Ärzten wiederholt für kerngesund erklärt wurde, suchte sie von unzähligen Arztbesuchen genervt und von ihrer Gewissheit bestärkt, dass da etwas sein *muss*, auf eigene Faust im Internet weiter. Auf der Suche nach einer Erklärung für ihre Schlafstörungen, häufigen Infekte, Akne und Schweißausbrüche stieß sie zufällig auf eine Liste mit Beschwerden im Zusammenhang mit einer Histaminintoleranz. Da diese Nahrungsmittelunverträglichkeit momentan als Modekrankheit verschrien ist, war sie wenig überrascht, dass ihr Hausarzt an ihre Selbstdiagnose zunächst nicht so recht glauben mochte. Nachdem sie mich bei Facebook angeschrieben hatte, antwortete ich ihr, dass es ihr gutes Recht sei, anständig untersucht zu werden. Kurz darauf telefonierte ich mit ihrem Hausarzt. Dieser ordnete die entsprechenden Tests an und bestätigte schließlich die Diagnose. Durch Steffis eigenes Engagement waren das Internet und Dr. Google ein Teil der Lösung und nicht Teil des Problems. Nach nur kurzer Zeit verbesserten sich ihre Beschwerden allein durch das Weglassen bestimmter Nahrungsmittel.

Menschen mit solchen Geschichten treffe ich täglich, denn auf der Suche nach Gesundheitsinformationen begeben sich immer mehr Deutsche ins Internet. Inzwischen nutzt bei Gesundheitsfragen fast jeder zweite Deutsche das Internet.[8] Laut Stiftung Warentest suchen monatlich knapp sechs Millionen Nutzer in den großen Gesundheitsportalen nach schnellen, kompakten und kostenlosen Gesundheitsinformationen. Damit zählt die Suche nach Gesundheitsinformationen übrigens zu den beliebtesten

Internetaktivitäten, noch vor Onlineshopping und Nachrichtenkonsum.

Auch wenn das Internet für einige immer noch »Neuland« sein mag; im Zeitalter der Hightech-Medizin sind wir zunehmend gefordert, uns im Dickicht der medizinischen Behandlungsmöglichkeiten einen eigenen Weg zu bahnen, aktiv nach Gesundheitsinformationen zu suchen, Beschwerden aufmerksam zu beobachten, Behandlungsentscheidungen nachzuvollziehen und wenn nötig, Zweitmeinungen einzuholen.

Das sind eine ganze Menge Dinge auf einmal. Dazu scheint das Internet mit seiner schier unglaublichen Informationsmenge auf den ersten Blick genau das richtige Werkzeug zu sein. Und weil inzwischen 60 % der Deutschen ihre Beschwerden bei der Suchmaschine Google recherchieren, bevor sie zum Arzt gehen, hat sich die Bezeichnung »Dr. Google« in unseren Wortschatz geschlichen. Die Geschichte von Frank zeigt aber auch, dass der Gang zu Dr. Google nach hinten losgehen kann. Mit seinen Beschwerden zunächst bei Dr. Google vorstellig zu werden führt im Idealfall zwar dazu, sich eingehender mit dem Thema Gesundheit zu beschäftigen. Gleichzeitig verleitet das Internet aber viele Menschen zu krankhaften Selbstdiagnosen. Ein Kribbeln in den Fingern wird zum ersten Anzeichen von Multipler Sklerose, Bauchweh zu Darmkrebs und leichter Husten schnell zur Lungenentzündung. Das Internet macht uns zwar nicht krank, aber wir fühlen uns schlechter. Es stellt sich also die Frage, wer oder was erwartet mich in der Gesundheitsmaschine namens Internet überhaupt?

Gesundheitsmaschine Internet

Bei sämtlichen Angeboten, die Dr. Google und viele andere Quellen auf der Suche nach Gesundheitsinformationen im Internet bereithalten, gibt es zunächst einen entscheidenden Haken: eine atemberaubend überwältigende Menge an Informationen. Die Fülle an Portalen und Foren fördert ein verwirrendes Bild über die möglichen Ursachen und Behandlungen verschiedenster Beschwerden. Angesichts der unüberschaubaren Informationsflut, von der man oft gar nicht weiß, wer sie eigentlich ins Netz gestellt hat, fühlen sich viele Nutzer alleingelassen. So endet der Besuch bei Dr. Google häufig mit einer falschen Selbstdiagnose oder einer vermuteten Erkrankung, die leider – oder zum Glück – überhaupt nicht zutrifft. Wenn Sie dann aber auch noch anfangen, diese Fehldiagnose selbstständig zu behandeln, geht der Besuch bei Dr. Google komplett nach hinten los.

Tatsächlich schätzen Betroffene ihren Gesundheitszustand in den meisten Fällen weitaus schlimmer ein, als er in Wirklichkeit ist. In einer Langzeitstudie des Softwareherstellers Microsoft wurden die Suchanfragen in verschiedenen Internet-Suchmaschinen verfolgt und 515 Testpersonen über die Schulter geschaut, welche Links die Nutzer zur weiteren medizinischen Aufklärung ihrer Beschwerden anklickten. Dabei wurde deutlich, dass »Internet-Suchmaschinen medizinische Bedenken oft schlimmstmöglich ausufern lassen«.[9] Denn je intensiver die Studienteilnehmer nach Krankheitsbildern googelten, desto drastischer wurden ihre Selbstdiagnosen. Per-

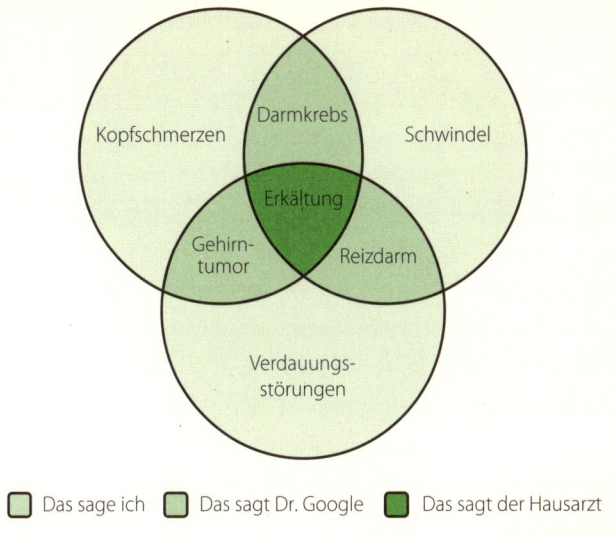

Das sage ich   Das sagt Dr. Google   Das sagt der Hausarzt

sonen auf der Suche nach Informationen zu »Kopfschmerzen« haben sich am Ende genauso lange über
unwahrscheinliche Hirntumore informiert wie über Kof-
feinentzug. Und Personen mit Muskelzuckungen haben
sich die Hälfte der Zeit über die äußerst seltene Nerven-
erkrankung Amyotrophe Lateralsklerose (ALS) kundig
gemacht. Aber egal wie schlimm oder harmlos die Ursachen der eigenen Beschwerden sein mögen, am Ende
der Suche ist immer noch nicht klar, was man denn nun
eigentlich hat.

Dr. Google benötigt lediglich 0,12 Sekunden, um zu
einer Diagnose zu gelangen. Dass der Suchbegriff »Kopfschmerzen« aber ebenso viele Treffer für tödliche Gehirn-
tumore wie für harmlosen Koffeinmangel als mögliche

Ursachen angibt, liegt an der Logik der Suchmaschine selbst. Der Grund für die verzerrte Statistik ist die Funktionsweise von Dr. Google, der mögliche Ursachen für Kopfschmerzen nach verschiedensten Algorithmen ordnet, aber eben nicht nach der Wahrscheinlichkeit bzw. Häufigkeit ihres Auftretens. Dadurch landen seltene und gefährliche Krankheiten weit oben, während die häufigen, aber harmlosen weiter unten in der Trefferliste stehen.

Die Microsoft-Studie stellte außerdem fest, dass fast alle Studienteilnehmer mindestens einmal auf Artikel über schwere Krankheiten gestoßen sind, obwohl sie nur nach harmlosen Beschwerden gesucht haben. Wenig überraschend ist daher, dass nach der Internetrecherche rund 20 % ernsthaft um ihre Gesundheit besorgt waren. Dieses neue Phänomen hat inzwischen sogar einen eigenen Namen: *Cyberchondrie*. Die Wortschöpfung aus Cyber- und Hypochondrie kann man übersetzen als durch das Internet ausgelöste Krankheitseinbildung. So stürzt Dr. Google viele seiner Patienten bei der Suche nach gewöhnlichen Beschwerden wie Kopfschmerz, Müdigkeit, Muskelzuckungen, Fieber oder Hautausschlag in einen verhängnisvollen Teufelskreis aus sorgenvoller Angst, ständig neuer Internetrecherche und blitzschnellen Todesdiagnosen. Trotz bester Absichten endet damit der Besuch bei Dr. Google oftmals mit einer Diagnose, die in Fachkreisen inzwischen als *Morbus Google* bezeichnet wird, also die Google-Krankheit. Deshalb lautet mein Hinweis bei jeder Suche im Internet: Zu Risiken und Nebenwirkungen lesen Sie gern bei Dr. Google, Wikipedia oder in anderen Gesundheitsforen nach, aber vergessen Sie nicht, dass die dortigen Informationen niemals die gezielte Einschätzung Ihres Arztes ersetzen können.

Trotzdem: Das Internet ist heute genau das richtige Werkzeug, um Sie fit für Ihre eigene Gesundheit zu machen. Und zwar aus genau drei Gründen:

1) Schneller Bescheid wissen als der Arzt: Im Zuge der allgemeinen Wissensexplosion verdoppelt sich auch das medizinische Wissen alle fünf Jahre. Stellen Sie sich das nur einmal vor: Noch vor fünf Jahren wussten wir in der Medizin nur die Hälfte von dem, was wir heute wissen. Die meisten Erkenntnisse stammen dabei aus der Grundlagenforschung. Es handelt sich also um sehr spezielles Wissen, das in der Routineversorgung von Erkältungen, Diabetes oder Rückenschmerzen keinen unmittelbaren Einfluss hat. Somit bietet das Internet vor allem Betroffenen mit seltenen Erkrankungen einen freien Zugang zu diesem neuen Wissen und damit ein ganz neues Verständnis ihrer eigenen Erkrankung. Auch in den entsprechenden Foren profitieren viele Patienten von einem äußerst hilfreichen Erfahrungsaustausch. In Europa leiden etwa 30 Millionen Menschen an seltenen Erkrankungen, die für Ärzte entsprechend schwer zu diagnostizieren sind. Ein Viertel dieser Patienten wartet zwischen fünf bis 30 Jahre lang auf eine treffende Diagnose. So braucht jedes Stückchen neues Wissen im Durchschnitt sechs Jahre, bis es beim Hausarzt angekommen ist. Nur dass es dann schon fast wieder veraltet ist. Im Interesse Ihrer eigenen Gesundheit können Sie dank des Internets also viel schneller sein.

2) Die Patientenreise findet mittlerweile online, also im Internet statt und ist kein Kurzurlaub: Die heutigen Beschwerden und Krankheitsbilder sind immer weniger akut und von kurzer Dauer, sondern vielmehr langwierig, also chronisch. Inzwischen gelten fast 20 % aller Bundesbürger als chronisch krank. Da chronische Leiden wie Herz-Kreislauf-Erkrankungen oder Diabetes aber meist als lebenslange Begleiter zu verstehen sind, ist ein ganz neuer Typ Patient gefragt. Statt wie bislang eher passiv empfangend und unmündig, sieht die neue Patientenrolle eine aktive Mitbeteiligung vor. Umfrageergebnisse belegen diesen Wunsch der meisten Patienten nach einer aktiven Entscheidungsrolle in partnerschaftlicher Zusammenarbeit mit dem Arzt.

Dr. Google unterstützt diesen Wunsch nach aktiver und gleichberechtigter Mitarbeit in einem ganz erheblichen Maße. Das Internet bietet ganz neue Möglichkeiten, das einstige Wissensmonopol des Arztes zu brechen und den Patienten heute zum »beteiligten Experten in eigener Sache« zu machen. Von der Diagnose bis zur Therapieentscheidung erlaubt das Internet im Idealfall die umfassende Versorgung mit wichtigen Informationen zur Förderung Ihrer Motivation, Mitwirkung und Kompetenz im Behandlungsprozess. Diese Art von Medizin steigert nicht nur die Patientenzufriedenheit, sondern auch den Behandlungserfolg. Allerdings muss man dafür die unterschiedlichen Informationen nicht nur aufnehmen, sondern auch im Arztgespräch souverän wiedergeben können.

3) Dr. Google rückt den einzelnen Patienten immer stärker in den Mittelpunkt: Medizinisches Fachwissen stand lange Zeit nur Eingeweihten, insbesondere Ärzten, offen. Dank des Internets schrumpft die Wissenslücke zwischen Patient und Arzt aber zunehmend. Nie war es einfacher, sich über den eigenen Körper schlauzumachen. Von Alzheimer bis Zahnschmerzen bietet Dr. Google Informationen zu Krankheiten aller Art. Als Teil des allgemeinen Trends in Richtung mehr gesundheitlicher Selbstverantwortung sorgt jeder für seine eigene Fitness und achtet selbst auf seine Gesundheit. Schließlich kennt Ihren eigenen Körper niemand besser als Sie selbst. Es geht um das eigene Leiden, die eigene Krankheitsgeschichte und die eigene Gesundheit. Vor diesem Hintergrund machen sich tatsächlich immer mehr Gesundheitsbürger selbstständig auf die Suche nach unabhängigen medizinischen Informationen im Netz.

Verlässliche Gesundheitsinformationen suchen und finden

Egal ob Schlafstörungen, Kopfschmerzen, Muskelkrämpfe oder Depressionen – wer leidet, sucht nach Ursachen und Lösungen. Benutzen Sie auf Ihrer Suche nach Gesundheitsinformationen vorzugsweise Webseiten öffentlicher Einrichtungen oder anerkannter Institutionen (Bundesämter, öffentliche Krankenhäuser, Universitäten etc.). Den Informationen und Ratschlägen dieser Webseiten können Sie in den meisten Fällen vertrauen. Schauen Sie sich trotzdem stets mehrere Webseiten an und vergleichen Sie die gefundenen Informationen. Gehen Sie dabei ähnlich vor wie die Geheimdienste: Vertrauen Sie einer Information erst dann, wenn Sie diese bei mindestens zwei unabhängigen Quellen gefunden haben. Je wichtiger die gesuchte Information für Sie ist, desto genauer sollten Sie den Anbieter der Information prüfen. Wer hinter den angebotenen Gesundheitsinformationen steckt, ist oft unter »Wir über uns« oder »Impressum« zu finden. Dabei gilt: Je schneller Sie die Autorenschaft eindeutig feststellen können, desto verlässlicher dürfen Sie die Informationen einschätzen.

Je spezieller Ihre gesuchten Informationen sind, desto aktueller sollte deren Erstellungsdatum sein. Ein kleines Beispiel: Wenn der Artikel über die »Neueste Krebstherapie« im Jahr 2009 verfasst wurde, dürfen Sie die Informationen ignorieren, da sich gerade in diesem Bereich in den letzten Jahren sehr viel geändert hat. Wann immer Sie »absolut nebenwirkungsfrei«, »wirkt garantiert« oder »nur noch kurze Zeit verfügbar« lesen, haben Sie es mit Werbung und dazu noch mit unseriöser Anpreisung zu tun. Nehmen Sie ebenfalls Abstand, wenn die einzige Kontaktmöglichkeit zu dem Anbieter der Gesundheitsinformation eine kostenpflichtige Telefonnummer ist. Und auch sensationelle Geschichten von Wunderheilungen einzelner Patienten haben keinerlei Bedeutung für Ihre Heilung, weil auch viele Anekdoten immer noch keine Beweise sind. Und noch ein kleiner Tipp: Wenn Sie auf Webseiten von Pharmafirmen oder Medikamentenherstellern landen, dann wurden die dort präsentierten Informationen zwar von unzähligen Experten, Ärzten und vor allem Anwälten geprüft, aber bilden trotzdem nur *eine* von vielen Möglichkeiten zur Behandlung Ihrer Beschwerden ab.

Der Profi-Tipp auf der Suche nach verlässlichen Gesundheitsinformationen lautet daher: CHECK-IN, eine der bekanntesten Checklisten, um die Qualität von Gesundheitsinformationen zu überprüfen (siehe Anhang). Wenn Sie die Mehrzahl der dort aufgeführten Fragen mit JA beantworten können, ist die Gesundheitsinformation zu empfehlen. Umgekehrt ist die Gesundheitsinformation nicht zu empfehlen, wenn Sie die Mehrzahl der Fragen mit NEIN beantwortet haben. Außerdem hilft Ihnen die Linkliste im Anhang, sich am besten direkt dort zu informieren, wo solide medizinische Erkenntnisse präsentiert werden. Wie immer gilt auch hier: Das Internet vergisst nichts. Also überlegen Sie stets zweimal, welche persönlichen Gesundheitsinformationen und -daten Sie im Internet von sich preisgeben, und achten Sie dabei auf das Vorhandensein einer Datenschutzrichtlinie. Auch Ihre Krankengeschichte sollten Sie auf der Suche nach einem Arzt oder aus irgendeinem anderen Grund niemals per E-Mail verschicken. Dann können Sie Ihre gesundheitlichen Beschwerden gleich auf eine Postkarte schreiben.

Vorsicht auch bei Informationen aus Gesundheitsforen im Internet. Diese Foren sind immer nach dem gleichen Prinzip aufgebaut: Experten klären möglichst laienverständlich über Symptome, Diagnosen und Therapien verschiedener Krankheiten auf.

Beliebte **Gesundheitsforen** wie *Onmeda* und *NetDoktor* werden in manchen Monaten von bis zu vier Millionen Ratsuchenden aufgesucht. Trotz dieses Ansturms lauert in den Selbsthilfeforen eine große Gefahr: Die Situation kennt jeder, der online schon einmal nach Aufklärung zu den eigenen Beschwerden gesucht hat. Zuerst findet man elend lange Texte bei Wikipedia, die einem nicht wirklich weiterhelfen. Dann verliert man sich zwischen unverständlichen Fachbegriffen und unendlich vielen Links, bis man schließlich entnervt nach jemandem sucht, der einem wirklich helfen kann. Wieso also nicht in ein Gesundheitsforum gehen, in dem sich doch Leute mit ähnlichen Problemen versammeln? Ja, in diesen Gesundheitsforen tauschen sich zwar vermeintlich Betroffene über verschiedenste Beschwerden und Krankheiten aus, was aber nicht zwangsläufig kompetente Hilfe bedeutet. Ganz im Gegenteil: Nach dem Motto: »Oh ja, bei mir ist es genauso!«, diagnostizieren und verängstigen sich die Besucher in vielen Online-Foren gegenseitig. Stammgäste in solchen Foren sind teilweise tatsächlich schwer erkrankte Menschen oder solche, die ihre Lage falsch einschätzen, so dass man den Eindruck gewinnt, eine Erkrankung sei viel wahrscheinlicher, als sie es tatsächlich ist. Hinzu kommt, dass gesunde Menschen meist Besseres zu tun haben, als in Foren zu schreiben, und Ärzte es rechtlich nur eingeschränkt dürfen. Deshalb hat die Recherche dort auch noch niemanden beruhigt bzw. die Sicherheit gegeben, die man sucht, wenn man sich nicht wohl fühlt. Wenn sich die gesundheitliche Lage der Nation tatsächlich im Internet und in den Gesundheitsforen widerspiegeln würde, dann gäbe es mehr Krankenhausbetten als Straßenlaternen.

Das Internet informiert aber nicht nur über Krankheiten, sondern hilft Ihnen auch, den richtigen Arzt zu suchen und zu finden. Auf **Bewertungsportalen** wie *Jameda, DocInsider* oder *Helpster* kann man überprüfen, welche Noten andere Patienten für Wartezeit, persönlichen Umgang und Behandlungsqualität vergeben haben. Obwohl sich die öffentliche Bewertung von Arztleistungen zunehmend verbreitet, bietet derzeit aber noch kein Bewertungsportal einen flächendeckenden Überblick. Ein Schritt in die richtige Richtung sind die vielen Bewertungsportale trotzdem, weil sie die Transparenz im Gesundheitssystem erhöhen, um eine informierte Arztwahl treffen zu können.[10] Auf der Suche nach einem passenden Arzt nutzen Sie am besten die folgenden Kriterien und Qualitätsanforderungen der Bundesärztekammer und der kassenärztlichen Vereinigung.[11]

Ein gutes Arztbewertungsportal ...

- enthält ein Impressum
- legt die Identität des Betreibers und die Finanzierung des Angebots offen
- nennt eine Kontaktmöglichkeit per E-Mail oder Telefon
- beinhaltet eine Datenschutzerklärung
- trennt Information von Werbung
- erklärt das Bewertungsverfahren
- macht Angaben zur Aktualität der Einträge (Aktualisierungsdatum)

- bietet eine übersichtliche und einfache Navigation
- stellt die Bewertungsergebnisse eindeutig und leicht erkennbar dar
- präsentiert die Informationen in verständlicher Sprache.

Somit können Bewertungsportale die Suche nach einem guten Arzt erleichtern. Vergessen Sie aber nicht, dass die Bewertungsportale immer nur die subjektive Zufriedenheit (bzw. Unzufriedenheit) einzelner Patienten spiegeln. So neigen unzufriedene Menschen eher dazu, überhaupt eine Bewertung abzugeben. Durch diese verzerrte Meinungsäußerung entsteht im Internet oft ein schiefes Bild der Realität, denn die Unzufriedenheit eines Patienten bedeutet nicht automatisch eine schlechte medizinische Behandlung. Ärzte, die bereitwillig mehr Medikamente oder unnötige Therapien aufschreiben, bekommen nämlich meist bessere Bewertungen als Kollegen, die Patienten darauf hinweisen, mit dem Rauchen aufzuhören, das Körpergewicht zu reduzieren und mehr Sport zu treiben. Objektive und wissenschaftlich geprüfte Kriterien, um die Frage zu beantworten, was einen »guten Arzt« auszeichnet, stehen derzeit jedenfalls nicht zur Verfügung.[12]

Tipps für die Suche nach Gesundheitsinformationen

- Wer steckt hinter den Gesundheitsinformationen (ist ein Impressum vorhanden)?

- Achten Sie stets darauf, wer der Urheber und Verfasser der Informationen ist. Unabhängige Informationen bietet etwa das mit öffentlichen Mitteln finanzierte Portal *gesundheitsinformation.de*. Auch das »afgis«-Logo vom »Aktionsforum Gesundheitsinformationssystem« steht für Qualität. Das Siegel darf nur führen, wer seine Besucher darüber informiert, aus wessen Feder die Ratschläge stammen. Die Website des Ärztlichen Zentrums für Qualität in der Medizin (ÄZQ) stellt eine Liste mit mehr als 1.000 geprüften Angeboten bereit.
- Enthält der Text wissenschaftliche Quellenangaben?
- Wann wurden die Inhalte zum letzten Mal aktualisiert?
- Taucht der Inhalt an anderer Stelle im Internet noch einmal auf?
- Für eine gezielte Suche ist die Übersetzung Ihrer Beschwerden in passende Fachbegriffe von großem Vorteil.
- Übersetzen Sie Ihre Beschwerden ins Englische, und schon steht Ihnen über die Datenbank *PubMed* der kostenlose Zugang zur gesamten Welt des medizinischen Fachwissens offen.
- Häufiges ist häufig: Es muss nicht immer gleich das Rocky-Mountains-Fleckfieber sein, wenn im Winter die Nase tropft und die Hände jucken.
- Und bedenken Sie stets: Das Internet spiegelt nicht die allgemeine Gesundheit wider! Dr. Google hat das Potenzial, »medizinische Bedenken schlimmstmöglich ausufern zu lassen«.

- Ganz altmodisch und analog können Sie auch die folgenden zwei einfachen Werkzeuge nutzen, um sich neben Ihrer heimischen Internetrecherche über das Ausmaß Ihrer Beschwerden klarzuwerden.

So fühle ich mich heute

Wie auf einem Thermometer tragen Sie auf der Skala von 1 bis 100 Ihr tägliches Wohlbefinden ein. Zum Beispiel könnte ich heute Bäume ausreißen und mache bei 90 ein Kreuz. Oder ich fühle mich schlapp und müde und markiere den Wert 20.

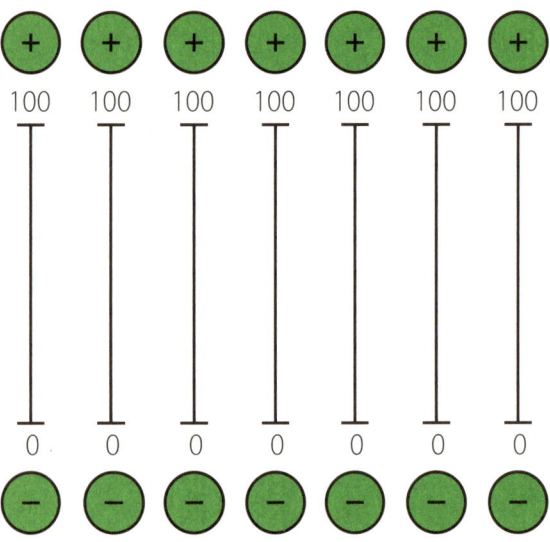

Symptomtagebuch

Symptom *z.B. heftige linksseitige Kopfschmerzen, mir ist übel*

☺ ──────────────────────────── X ── ☹

| 0 | 1 | 2 | 3 | 4 | 5 | 6 | 7 | 8 | 9 | 10 |

Datum *04.07.*   Uhrzeit *8:20*   Kommentare *schlaflose Nacht*

| 0 | 1 | 2 | 3 | 4 | 5 | 6 | 7 | 8 | 9 | 10 |

Datum   Uhrzeit   Kommentare

| 0 | 1 | 2 | 3 | 4 | 5 | 6 | 7 | 8 | 9 | 10 |

Datum   Uhrzeit   Kommentare

| 0 | 1 | 2 | 3 | 4 | 5 | 6 | 7 | 8 | 9 | 10 |

Datum   Uhrzeit   Kommentare

| 0 | 1 | 2 | 3 | 4 | 5 | 6 | 7 | 8 | 9 | 10 |

Datum   Uhrzeit   Kommentare

| 0 | 1 | 2 | 3 | 4 | 5 | 6 | 7 | 8 | 9 | 10 |

Datum   Uhrzeit   Kommentare

| 0 | 1 | 2 | 3 | 4 | 5 | 6 | 7 | 8 | 9 | 10 |

Datum   Uhrzeit   Kommentare

Aber egal wo, was und wie lange Sie online nach Gesundheitsinformationen suchen, ausschließlich durch das Internet zur richtigen Behandlungsentscheidung zu kommen ist schwierig, denn dort setzen sich oft die lautesten und dreistesten Stimmen und nur selten die intelligentesten Gedanken durch. Zudem muss das, was für viele zutrifft, nicht zwangsläufig auch für Sie persönlich zutreffen. Und wenn wir die Informationen des Internets einmal auf den Prüfstand der Wissenschaft stellen, dann würden wir sehen, dass der Qualitätsanspruch an die Informationen inklusive wichtiger Kriterien für evidenzbasierte Patienteninformationen[13] weder von Wikipedia noch von anderen großen Gesundheitsplattformen erfüllt wird.[14,15] So lassen sich viele Menschen immer noch eher von persönlichen Geschichten und Legenden als von soliden statistischen Fakten überzeugen.[16] Deshalb kann Dr. Google auch den Besuch beim Arzt nicht ersetzen. Seriöse Gesundheitsforen und Bewertungsportale weisen daher stets darauf hin, dass die dortigen Informationen als alleinige Quelle niemals genügen und auf keinen Fall als Ersatz für professionelle Beratung oder Behandlung durch ausgebildete und anerkannte Ärzte angesehen werden dürfen.

Auch wenn Sie geübt darin sind, relevante und saubere Gesundheitsinformationen aus dem Internet zu gewinnen, verwenden Sie diese grundsätzlich niemals als alleinige Quelle für Ihre gesundheitsbezogenen Entscheidungen. Keine Internetseite ist in der Lage, ein ärztliches Gespräch, eine ärztliche Diagnose oder eine ärztliche Behandlung zu ersetzen. Besprechen Sie Ihre Beschwerden und Diagnosen also weiterhin mit Ihrem Arzt. Auch Medikamente sollten Sie nie ohne Absprache mit Ihrem Arzt oder Apotheker einnehmen. Wichtige Gesundheitsentscheidungen sollten Sie ebenso niemals ohne persönliche Rücksprache mit Ihrem Arzt treffen, denn der Rat aus dem Internet kann das direkte Gespräch höchstens ergänzen.

Welcher Patiententyp bin ich?

Zusätzlich sollten Sie auch eine ungefähre Ahnung haben, welcher Patiententyp Sie sind. Denn nicht jeder, der seine Symptome googelt, wird zwangsläufig zum Cyberchonder oder eingebildeten Kranken. Es kommt auf einen vernünftigen Umgang mit den gefundenen Informationen an. Abhängig vom Alter, Bildungsniveau, Beruf und der eigenen Persönlichkeit ergeben sich durchaus verschiedene Patiententypen. Während der eine Patient ein ausgeprägtes Sicherheitsbedürfnis pflegt (»Je besser ich Bescheid weiß, desto eher kann ich etwas tun«), versucht ein anderer unnötigen Stress oder Beunruhigung zu vermeiden (»Ich will gar nicht alles wissen«). Abhängig vom Patiententyp unterscheidet sich auch der Umgang mit Dr. Google. Steht bei Ihnen die Informationssuche oder eher die Informationsvermeidung im Vordergrund? Wie würden Sie sich selbst charakterisieren?

Welcher Patiententyp sind Sie?

- *Informiert:* hohe Gesundheitsorientierung, betreibt aktiv Prävention
- *Souverän:* proaktives Gesundheitsverhalten, kritisch, aber trotzdem offen
- *Ängstlich:* besonders arztgläubig, sehr folgsam und eher risikoscheu
- *Bequem:* geringes eigenverantwortliches Gesundheitsverhalten
- *Nachlässig:* meist gesund, sitzt Probleme aus, neigt zur Selbstmedikation
- *Desinteressiert:* ignoriert Gesundheitsthemen, vermeidet Ärzte, lebt ungesund

Ungefähr zu wissen, welchem Patiententyp man am ehesten entspricht, spielt bei Ihrer Suche nach Gesundheit eine wichtige Rolle. Denn bevor Sie Dr. Google konsultieren, sollten Sie darauf gefasst sein, dass Ihre Informationssuche mit hoher Wahrscheinlichkeit bei irgendeiner unangenehmen Krankheit endet, die gar nichts mit Ihren Beschwerden zu tun hat. Viele eher ängstliche Patiententypen berichten daher, dass sie sich durch das Netz stärker verunsichert fühlen. Oft sagen sie aber auch, dass sie nicht richtig recherchieren oder zu schnell aufgeben. Eine Patientin meinte: »Irgendwie haben alle einen Tipp, der schon einmal gewirkt hat, und in den Foren haben sowieso immer alle Krebs.« Da man sich im Internet schnell verlaufen kann, ist das richtige Suchen und Bewerten von

Informationen die Schlüsselqualifikation im Umgang mit Dr. Google. Weil es nicht leicht ist, in der Flut ungefilterter Informationen den Überblick zu behalten, stolpern viele von einem wilden Informations-Sammelsurium verunsichert in die Arztpraxis. Genau hier beginnt der Horror für den behandelnden Arzt, der in der ohnehin knappen Zeit wenig begeistert ist, wenn Sie ihm das gesamte Internet einmal ausdrucken und bitten, 120 Seiten Kleingedrucktes mal eben kurz durchzugehen. Für den Suchbegriff »Husten« liefert Google über eine Million Treffer. Bei der Suche nach »Kopfschmerzen« erhält man beinahe zwei Millionen Einträge. Die Vielfalt der verlinkten Diagnose- und Behandlungstipps ist verwirrend, nicht selten wird eine Serviceseite von Firmen oder Shops gesponsert und gibt dezente Hinweise auf bestimmte Medikamente oder Mittelchen. Es ist leider viel zu leicht, sich in dieser Informationsflut zu verlieren, Ergebnisse nicht fachgerecht einzuordnen oder zu einer Fehldiagnose zu gelangen.

Gesundheit heute – analog, digital oder beides?

In Konkurrenz zu Dr. Google müssen sich auch Medizinstudenten behaupten, die schon im Studium das richtige Aufspüren von Informationen lernen. Innerhalb von 20 Minuten müssen sie beispielsweise nach Therapieansätzen für seltene Knochenerkrankungen suchen. Dabei dürfen sich die angehenden Mediziner aber eben

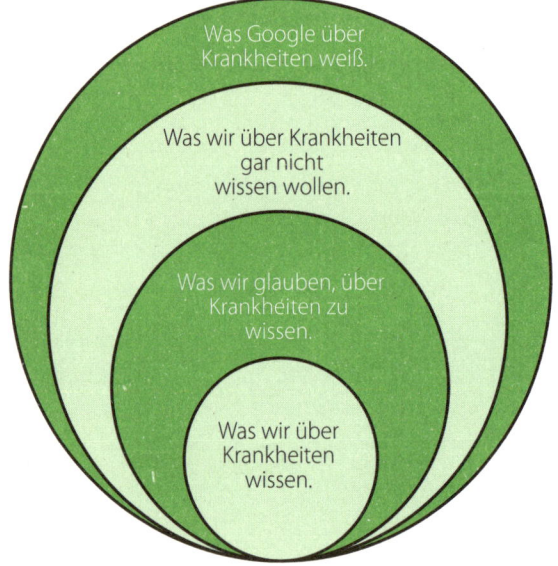

nicht mit allgemeinen Informationen auf Google & Co. zufriedengeben, sondern müssen unter Hochdruck in wissenschaftlichen Medizindatenbanken den neusten Stand der Forschung recherchieren. Wie stark das Interesse an verlässlichen Gesundheitsinformationen auch in der Bevölkerung ist, zeigt der Ansturm auf das Zweitmeinungstelefon der Techniker Krankenkasse. Während der jährlich rund 5.000 Gespräche können Patienten etwa bei einer schweren Diagnose oder vor einer Operation die Zweitmeinung eines Facharztes einholen. Bei der Auswertung dieser Beratungen stellte sich heraus, dass vor Eingriffen, wie beispielsweise an der Wirbelsäule, fast 80 % der zweitbefragten Mediziner eine Operation als nicht notwendig erachteten. Ähnlich traditionelle Entscheidungshilfen liegen laut Umfragen auch der persönlichen Klinikwahl zugrunde. Trotz der zunehmenden Beliebtheit von Dr. Google liegen analoge Auswahl- und Entscheidungskriterien immer noch überraschend weit vorn.

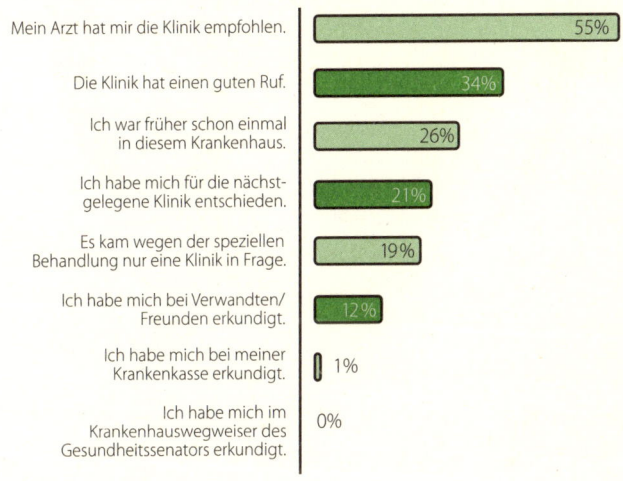

Mein Arzt hat mir die Klinik empfohlen.	55%
Die Klinik hat einen guten Ruf.	34%
Ich war früher schon einmal in diesem Krankenhaus.	26%
Ich habe mich für die nächstgelegene Klinik entschieden.	21%
Es kam wegen der speziellen Behandlung nur eine Klinik in Frage.	19%
Ich habe mich bei Verwandten/Freunden erkundigt.	12%
Ich habe mich bei meiner Krankenkasse erkundigt.	1%
Ich habe mich im Krankenhauswegweiser des Gesundheitssenators erkundigt.	0%

Die persönliche Empfehlung des Arztes scheint weiterhin die größte Bedeutung bei der Klinikwahl zu haben. Noch einmal: Grundsätzlich ist das Internet also eine gute Hilfe, um schnell und unkompliziert an Einstiegsinformationen und erste Ansprechpartner heranzukommen. Damit ersetzt Dr. Google zwar nicht den Gang zum Arzt, aber er kann die Verantwortung für Ihre eigene Gesundheit unterstützen. Denn genau dort gibt es kräftig

Nachholbedarf. Einer Studie zufolge sieht ein Drittel der erwachsenen Deutschen die Verantwortung für ihre Gesundheit eher bei anderen (Arzt, Apotheker, Medikamentenhersteller) als bei sich selbst. Dabei hängt die Genesung gerade bei chronischen Krankheiten stark davon ab, ob die verschriebenen Medikamente auch, wie besprochen eingenommen werden oder der empfohlene gesunde Lebensstil auch tatsächlich gelebt wird. Sie bestimmen also nicht nur, wo die Reise hingeht, sondern auch, wie Sie reisen, wer mit darf und wie lange sie dauern soll. Ihr eigener Einsatz ist für den Behandlungserfolg ausschlaggebend. Die Aufgabe Ihres Arztes ist zwar die direkte Befragung, Untersuchung und Auseinandersetzung mit Ihnen als Patient, um im Anschluss eine korrekte Diagnose zu stellen, Ihnen einen Behandlungsplan mit auf den Weg zu geben und Medikamente zu verordnen. Sobald Sie aber Ihren Fuß vor die Tür gesetzt haben, liegt der Erfolg der verordneten Behandlung allein in Ihrer Hand. Sie können die Verantwortung für Ihre Gesundheit weder an das Internet noch an Ihren Arzt abgeben.

Dass Sie darüber hinaus wirkungsvolle Unterstützung durch das Internet in Anspruch nehmen können, gehört zu den Errungenschaften des digitalen Zeitalters. Dank des technischen Fortschritts können Sie inzwischen die gesamte Basisdiagnostik, also die klassischen hausärztlichen Untersuchungen, bequem von zu Hause aus durchführen. Digitalwaage, Puls- und Blutdruckmesser, Blutzuckerspiegel, EKG und Wundkontrolle werden im vernetzten Zuhause zuverlässig digital erfasst und an den behandelnden Arzt übermittelt. Bei auffälligen Werten meldet sich umgehend ein Arzt, und der Patient fühlt sich umsorgt, sicher und beruhigt. Für die verschriebene körperliche Bewegung sorgt die Smartphone-App *MyRehab*, die das sportliche Training im Wohnzimmer vor dem Fernseher leitet und den Arzt bzw. Physiotherapeut bei Bedarf live dazuschaltet. Eine andere App erleichtert das Erkennen von Hauterkrankungen, übermittelt das Selfie vom Leberfleck oder dem Hautausschlag zum Preis von 29,00 Euro zur Ersteinschätzung an den Hautarzt und meldet innerhalb von zwei Tagen eine Diagnose inklusive Behandlungsempfehlung zurück. Die digitale Welt ermöglicht es sogar, Röntgenbilder über Nacht von Radiologen in Indien befunden zu lassen, um bei der morgendlichen Arztbesprechung zur weiteren Therapieplanung zur Verfügung zu stehen. Wenn Sie sich jetzt einmal klarmachen, dass der aktuelle Stand der Digitalisierung in der Medizin ungefähr den ersten Dampfmaschinen mit Beginn der Industrialisierung im 18. Jahrhundert entspricht, können Sie sich vorstellen, dass die digitale Revolution in der Medizin noch ganz am Anfang steht.

Der Begriff Telemedizin bezeichnet dabei die Möglichkeit, medizinische Leistungen auch online zu erbringen. So gewinnen vor allem chronisch Kranke an Lebensqualität und sparen obendrein viele Arztbesuche und Kontrolluntersuchungen. Die Vorteile liegen auf der Hand. Beim virtuellen Arztbesuch herrscht täglich 24 Stunden Sprechstunde, Wartezeiten existieren praktisch nicht und selbst die verschriebenen Medikamente kommen per Lieferservice direkt nach Hause. Ob die Telemedizin somit auch Notfälle früher erkennt, die Anzahl der Krankenhausaufenthalte senkt und die Sterblichkeit verringert, wird derzeit in zahlreichen Studien und Projekten wissenschaftlich untersucht. Zu den Vorreitern gehören dabei neben den USA vor allem Großbritannien und die Schweiz, wo Ärzte per Telefon Diagnosen und Rezepte ausstellen dürfen. Hierzulande steht der Einsatz der sogenannten Telemedizin aber noch ganz am Anfang. Die wenigen Angebote, die zurzeit existieren, haben noch eher Projektcharakter. Die technischen Voraussetzungen sind zwar längst gegeben, aber was der digitalen Medizin im Wege steht, sind meist organisatorische und rechtliche Hürden. Dabei geht es noch nicht einmal um sonderlich komplizierte Dinge. Aktuell wird beispielsweise diskutiert, ob ein Arztbrief auch dann vergütet werden kann, wenn er »nur« elektronisch und nicht in ausgedruckter Form vorliegt.

Offensichtlich hat das Zeitalter der Online-Medizin gerade erst begonnen. Deshalb besteht derzeit kaum Anlass, den Arztkontakt gegen eine Online-Behandlung einzutauschen. Nur bei pikanten gesundheitlichen Problemen wie Geschlechtskrankheiten oder Erektionsstörungen bevorzugen einige Patienten die Erstberatung beim Online-Arzt. Auch wenn Telemedizin letztlich für »Medizin aus der Entfernung« steht, soll die Fernsprechstunde den herkömmlichen Arztbesuch aber gar nicht ersetzen, sondern den normalen Arzt-Patienten-Kontakt sinnvoll unterstützen. Deshalb sind Fernbehandlungen ohne unmittelbaren Patientenkontakt in Deutschland verboten. Das liegt auch daran, dass viele Apps, Unterstützungs-Systeme und technische Trends vom medizinischen Tagesgeschäft so weit entfernt sind wie der Übungsalarm vom tatsächlichen Hausbrand. Mit dem nüchternen Blick der Wissenschaftler und täglich hart arbeitenden Ärzten betrachtet, fällt die Ausbeute an klinisch sinnvollen Einsatzmöglichkeiten trotz der Euphorie rund um das Potenzial der digitalen Medizin derzeit eher mager aus.[17]

Auch wenn die Krankenkassen hoffen, mit Hilfe der elektronischen Infrastruktur einen besseren Einblick in die Behandlungsqualität zu bekommen, steht das Debakel um die Einführung der elektronischen Gesundheitskarte als Symbol für das Ausmaß der Widerstände gegen eine Gesundheits-Datenautobahn. Anders als bei unseren Nachbarn in Dänemark, wo das Portal für Gesundheitsdaten *sundhek.dk* inzwischen gelebter Alltag ist und Bürger, Ärzte sowie Apotheker jederzeit auf eine persönliche, passwortgeschützte, digitale Krankenakte zugreifen können, ist ein kurzfristiger Durchbruch in Deutschland nicht in Sicht. Für den großen digitalen Wurf ist das derzeitige System der Selbstverwaltung der Ärzte, Kliniken, Krankenkassen und Apotheken zu verworren und zergliedert. Trotzdem: Die Online-Medizin ist gekommen, um zu bleiben. Dabei geht der Trend zur digitalen Medizin aber nicht von der Ärzteschaft aus, sondern vom Patienten selbst. Dass werdende Mütter bei der Wahl der Geburtsklinik immer häufiger danach fragen, ob es auch WLAN auf dem Zimmer gibt, gehört noch zu den unterhaltsamen Vorboten dieses Wandels.

»So macht es Deutschland – Du kannst es besser«

- Jeder Zehnte nimmt in Folge falsch gestellter Internetdiagnose Mittel ein, die sogar schaden.
- »Kranksein ist eben Schicksal«, glaubt jeder zweite Deutsche und spricht sich damit von jeglicher Verantwortung für die eigene Gesundheit frei.
- Sechs von zehn Medizinern glauben, dass Laien die Qualität der Behandlung überhaupt nicht einschätzen können.

»Das müssen Sie wissen«

- Jeder zweite Europäer und 95 Prozent aller Deutschen zwischen 19 und 25 Jahren nutzen das Internet als Gesundheitsinformationsquelle.
- Informationen in Gesundheitsportalen sind zwar selten falsch, aber häufig unzutreffend bzw. lückenhaft.
- Jede vierte Diagnose, die über das Internet gestellt wird, ist falsch.
- Das Internet spiegelt nicht die allgemeine Gesundheit wider. Die Top-3 der Fehldiagnosen lauten: Brustkrebs, seltene Krebsarten und vaginale Pilzinfektion.
- Die richtige Diagnose sollte weiterhin dem Arzt Ihres Vertrauens vorbehalten bleiben.

»Wahr oder falsch« –
populäre Mythen der modernen Medizin

Unter dieser Überschrift finden Sie über das ganze Buch verteilt Aussagen, bei denen Sie entscheiden müssen: Wahr oder falsch? Die Auflösung finden Sie dann jeweils auf den Seiten 226 – 229.

- Der nette User im Bachblüten-Forum ist ganz bestimmt der richtige Experte für meine Erkrankung.
- Ärzte dürfen online gar nicht beraten.

Beim Hausarzt

Inzwischen hat es sich herumgesprochen: Die Deutschen sind Arzt-Weltmeister. Pro Jahr sucht der Deutsche im Durchschnitt 17-mal einen Arzt auf. Die erste Anlaufstelle ist dabei fast immer der Hausarzt, denn von hier aus erfolgt die Überweisung zum Facharzt und die weitere Behandlung durch Spezialisten. Außerdem sind die Wartezeiten beim Hausarzt meist kürzer, oder man traut sich, einfach mal so vorbeizuschauen. In dieser besonderen Rolle ist der Hausarzt auch häufig der erste Arzt, der versucht, eine schlüssige Erklärung für Ihre Beschwerden zu finden. Zu diesem Zweck stellt Ihnen jeder Hausarzt am Anfang immer die gleichen drei Fragen:

- Was fehlt Ihnen?
- Seit wann haben Sie das Problem?
- Hatten Sie das Problem schon einmal?

Diese Fragen sind für den Hausarzt der Beginn, die Ursachen Ihrer gesundheitlichen Beschwerden zu ergründen, um am Ende eine treffende Diagnose stellen und Ihnen einen entsprechenden Behandlungsvorschlag machen zu können.

Auf dem Weg zur richtigen Diagnose muss Ihr Arzt

wissen, welche Beschwerden Sie haben, welche Medikamente Sie nehmen, welche Erkrankungen sonst noch vorliegen, welche schweren Erkrankungen es in Ihrer Familie gibt und ob Sie unter Allergien oder Unverträglichkeiten leiden. Auch Fragen zu Ihrem persönlichen Lebensstil sind für den Arzt wichtig. Rauchen, Trinken oder Sport beeinflussen die Wirksamkeit vieler Medikamente. Um festzustellen, was Ihnen fehlt, kann nämlich kein Arzt der Welt einfach in Sie hineinschauen, sondern ist maßgeblich auf Ihre Auskunft und Informationen angewiesen. Ihr Job ist es also, Ihrem Arzt die wichtigsten Informationen rund um Ihre Gesundheit klar und verständlich zu geben. Leider funktioniert das in den meisten Fällen nicht und klingt dann so:

Wann war Ihre letzte Masernimpfung?

Ja, das müsste irgendwo in meinem Impfausweis stehen. Den habe ich aber vergessen.

Gibt es in Ihrer Familie chronische Erkrankungen?

So genau weiß ich das gar nicht.

Nehmen Sie regelmäßig Medikamente ein?

Ja, blaue Pillen, aber wie heißen die jetzt noch mal … aber davon dann eine … morgens.

Sicherlich kennen Sie diese Situation gut: Sie sitzen im Arztzimmer, Ihr Arzt fragt etwas, und Sie können nicht antworten oder die Antwort fällt Ihnen erst später auf dem Heimweg ein. Damit sind Sie nicht allein, so geht es vielen. Damit haben Sie aber auch Ihre Chance auf eine gute medizinische Versorgung verpasst, denn Ihre Angaben sind der erste Schritt zu einer treffenden Diagnose. Das ist nicht anders als in der Werkstatt. Sie geben Ihr Auto ja auch nicht einfach kommentarlos ab, weil es auf der Autobahn immer so ein komisches Geräusch macht, sondern beschreiben genau, wann und unter welchen Umständen was passiert.

Ihre Gesundheit auf einen Blick – der Patientenordner

Nachdem ich einige Jahre als Arzt in einer Universitätsklinik gearbeitet habe, wollte ich endlich einmal sehen, wie der medizinische Alltag in der »richtigen« Welt aussieht. Denn in der radiologischen Abteilung einer Universitätsklinik sieht man zwar viele spektakuläre Fälle von Menschen aus der ganzen Welt und Krankheiten, die teilweise so selten sind, dass man sie nur einmal im ganzen Berufsleben behandelt. Doch diese medizinischen Ausreißer sind das ganze Gegenteil von Volkskrankheiten wie Diabetes oder Rückenschmerzen.

Also fing ich bei einem Radiologen in einer Hamburger Stadtteilpraxis an und war begeistert. Hier wurde richtig geschuftet, die Geräte standen nie still. Von morgens 7:00 bis abends 21:00 Uhr wurden Lungen, Knochen und Gelenke geröntgt, ein Patient nach dem anderen durch das MRT geschoben und im CT sogar kleinere Eingriffe durchgeführt. Mein Chef begrüßte trotz des straffen

Ablaufs jeden Patienten persönlich, gab ihm die Hand und erklärte in wenigen Sätzen das Problem. Ich war beeindruckt. Auch im wildesten Praxisalltag schaffte er es, längere Patientengespräche unterzubringen, um seinen Patienten, die ihre Befunde sonst erst Wochen später bei ihren behandelnden Ärzten einsehen können, zumindest eine erste Einschätzung zu geben. Ich war jedenfalls sein größter Fan und wollte es genauso machen wie er. Und dann kam Frau Meyer ...

Mit einer bereits etwas verblassten, aber prall gefüllten ALDI-Tüte in der Hand, stand sie auf einmal vor mir. Zunächst dachte ich mir nichts dabei. Schließlich kombinieren viele Patienten den Arztbesuch mit Einkäufen. Und gegen die umweltfreundliche Wiederverwendung von Plastik-Einkaufstaschen spricht ja auch nichts. Das dachte ich, bis Frau Meyer mit einem gekonnten Schwung (sie schien dies nicht zum ersten Mal zu tun) die Tüte vor mir auf dem Tisch entleerte und ich einen komplett chaotischen Haufen aus zusammengeknüllten Arztbriefen, Befunden, Laborberichten, Medikamentenschachteln und handgeschriebenen Notizen sah. Sie lächelte mich freundlich an und sagte: »Der letzte Arztbrief muss hier irgendwo sein.«

Zum Glück war Frau Meyer Stammgast, und dem Praxisteam bekannt. Während ich mich daranmachte, die Nadel im Heuhaufen zu suchen, verschwand eine Assistentin und kam kurze Zeit später mit einem Fax zurück: »Wir kennen den Hausarzt von Frau Meyer, ich habe kurz angerufen, und er hat uns seinen letzten Brief gefaxt.« Ohne diese Hilfe hätte ich mich entscheiden müssen. Entweder Frau Meyer wäre aus zeitlichen Gründen an diesem Tag nicht behandelt worden, oder die Stimmung im vollbesetzten Wartezimmer wäre gekippt, weil alle nachfolgenden Patienten locker eine Stunde länger hätten warten müssen.

Am Ende ist es deshalb immer ein Geben und Nehmen zwischen Arzt und Patient. Je besser Sie Ihren Arzt mit relevanten Informationen und treffenden Antworten versorgen können, desto eher kann Ihr Arzt Sie mit einer korrekten Diagnose und einer wirksamen Therapie versorgen. Deshalb lohnt es sich immer, sämtliche Informationen rund um Ihre Gesundheit beisammenzuhaben, aktuell zu halten und mit einem Handgriff zur Verfügung zu haben – egal ob gerade ein Termin bei Ihrem Arzt ansteht oder nicht. Um den Überblick zu behalten, legen Sie sich am besten einen **Patientenordner** an. Dort gehören folgende Unterlagen hinein:

- **Medikamentenliste** Notieren Sie sämtliche Medikamente, die Sie aktuell einnehmen bzw. je eingenommen haben. Dazu gehören auch frei verkäufliche Arzneimittel, die Sie sich selbst besorgen. Eine Medikamentenliste zum Selbstausfüllen finden Sie im Anhang, ansonsten sollten Sie diese aber von Ihrem Arzt ausgedruckt mit Datum erhalten. Halten Sie die Liste immer aktuell, wenn sich Ihre Arzneitherapie ändert. Streichen Sie Medikamente durch, die Sie nicht mehr einnehmen und notieren Sie alle Nebenwirkungen, die Sie im Zusammenhang mit Ihren Medikamenten verspüren.

- **Verlauf Ihrer Krankengeschichte** inkl. Diagnosezeitpunkt (Datum) der Erkrankungen und wichtige Erkrankungen in Ihrer Familie.
- **Angaben zu Allergien und Unverträglichkeiten**
- **Impfausweis**
- **Ausweise und Pässe** (zum Beispiel Röntgenpass oder Brillenpass)
- **Sammlung Ihrer Arztbriefe und Befunde** (chronologisch sortiert liegt Ihr letzter Arztbrief mit dem aktuellsten Datum immer ganz oben).

Wenn Sie bei mehreren Ärzten oder Fachärzten in Behandlung sind, ist es besonders wichtig, sämtliche Vorbefunde, also die Arztbriefe, Berichte und Ergebnisse beisammenzuhaben. Um einen aussagekräftigen Patientenordner aufzubauen, bitten Sie daher Ihren Arzt um eine Zusammenstellung aller Befunde. Darum müssen Sie ihn ja nur einmal bitten, da Sie danach nur noch die neuesten medizinischen Berichte und Dokumente dazuheften. So nehmen Sie Ihre Gesundheit selbst in die Hand und werden zum stets auskunftsbereiten Experten in eigener Sache. Alles, was Sie Ihrem Arzt mitteilen, unterliegt dabei der ärztlichen Schweigepflicht. Also machen Sie sich keine Sorgen und sprechen Sie ganz offen mit Ihrem Arzt.

In der Sprechstunde die richtigen Fragen stellen

»Wie geht's Ihnen denn heute?« So oder so ähnlich klingt die klassische Gesprächseröffnung zwischen Arzt und Patient. Sehr viel kürzer geht es nicht. Was aber danach passiert, hat inzwischen das Interesse der Wissenschaft geweckt: So wird die Antwort des Patienten im Durchschnitt schon nach 18 Sekunden durch den Arzt unterbrochen. Nur etwa ein Viertel der Patienten schafft es, die eigenen Beschwerden vollständig zu erläutern, und am Ende hat der Arzt fast doppelt so lange gesprochen wie der Patient. Für ein »ausführliches Gespräch« und die Möglichkeit, Fragen zu stellen, scheint es also weder in Arztpraxen noch in Krankenhäusern ausreichend Zeit zu geben. Dabei lautet ein altbekannter Spruch:

Nur weil ich es gesagt habe, heißt es noch lange nicht, dass der Arzt es gehört hat.

Nur weil es der Arzt gehört hat, bedeutet es nicht, dass er es auch verstanden hat.

Nur weil ich verstanden habe, was der Arzt gesagt hat, muss ich noch lange nicht einverstanden sein.

Das Gespräch, das Ihr Arzt zur Diagnose und Behandlungsplanung mit Ihnen führt, ist trotzdem nur wenige Minuten kurz. Weil ein Hausarzt in Deutschland im Durchschnitt knapp 250 Patienten pro Woche behandelt, verbringen Sie durchschnittlich weniger als acht Minuten in der Sprechstunde.[18] Alles über 10 Minuten wird im ärztlichen Leistungskatalog als »ausführliches Gespräch« bewertet und mit ganzen 9,00 Euro vergütet. Offensichtlich haben Sie also nicht viel Zeit, um gemeinsam mit Ihrem Arzt zu einer sinnvollen Diagnose zu gelangen und einen Behandlungsplan zu finden, mit dem Sie beide leben können. Umso wichtiger ist es, diese wenige Zeit optimal zu nutzen. Auch im Krankenhaus dauert die Visite im Durchschnitt nicht länger als drei bis vier Minuten. Daher sollten Sie das Gespräch mit Ihrem Arzt *immer* vorbereiten. Notieren Sie dazu auf einem Zettel, was Sie Ihrem Arzt sagen wollen und fragen möchten.

Das frage ich meinen Arzt:

Wie genau nennt sich meine Erkrankung?

_____

_____

_____

Welche Ursachen hat meine Erkrankung?

_____

_____

_____

Welche Behandlungsmöglichkeiten gibt es?

_____

_____

_____

_____

Welche Vorteile und Risiken bzw. Nebenwirkungen haben diese?

_____

_____

_____

Wie wahrscheinlich ist es, dass die gewünschte Wirkung oder eine schwere Nebenwirkung bei mir eintritt?

_____

_____

_____

Können meine Beschwerden auch alternativmedizinisch, mit sanfter Medizin behandelt werden?

_____

_____

_____

Was passiert, wenn ich erst einmal abwarte und nichts tue?

_____

_____

_____

Was muss ich noch wissen oder beachten?

_____

_____

_____

Was kann ich selbst tun, um meine Beschwerden zu lindern?

_____

_____

Hinweise und Empfehlungen von meinem Arzt:

_____

_____

Weitere Ansprechpartner

_____

_____

Tipps zur Ernährung/Lebensstil

_____

_____

Wo finde ich weitere Gesundheitsinformationen z. B. im Internet?

_____

_____

Nehmen Sie diese Liste unbedingt mit ins Sprechzimmer, um während des Gesprächs die wichtigsten Stichpunkte zu notieren. Denn ob Sie wollen oder nicht, bis zu 80 % der Informationen, die Sie von Ihrem Arzt bekommen, haben Sie in dem Moment, in dem Sie das Sprechzimmer verlassen, schon wieder vergessen. Und von dem, was Sie behalten, haben Sie auch noch die Hälfte falsch verstanden. Tatsächlich stammen diese Zahlen aus der Kommunikationsforschung und machen in Anbetracht der Situation durchaus Sinn. Denn neben der knappen Zeit für Verständnisfragen oder ausführliche Erläuterungen und dem vielleicht hektischen Gespräch mit Ihrem Arzt schränken Ihre Anspannung, Sorgen und Ängste im Zusammenhang mit Ihren Beschwerden die Aufnahmefähigkeit erheblich ein.

Gemeinsam besser zum Ziel – Patient & Arzt entscheiden zusammen statt allein

Im Fernsehen heißt es zwar immer: »Fragen Sie Ihren Arzt oder Apotheker«, aber im wirklichen Leben fragt eigentlich kaum jemand. Manchmal sehe ich in den Augen meiner Patienten, dass sie noch Fragen haben, und drohe ihnen im Spaß, das Zimmer nicht verlassen zu dürfen, bis sie alles verstanden haben – der Trick funktioniert fast immer. Trauen Sie sich, im Gespräch mit Ihrem Arzt eine aktive Rolle einzunehmen. Nur keine falsche Zurückhaltung. Die medizinische Wissenschaft hat inzwischen erkannt, dass die stärkere Beteiligung von Patienten gut und richtig ist:

- Eine gemeinsam entschiedene Behandlung wird von Patienten sorgfältiger eingehalten.
- Insgesamt sind weniger Medikamentenverordnungen nötig.
- Der Patient kann besser mit der Situation umgehen und vertraut dem Arzt mehr.
- Die gemeinsame Behandlungsentscheidung fördert die Selbstheilungskräfte.
- Der Umgang mit der Erkrankung gelingt besser.

- Die Beschwerden lasten weniger schwer und die Behandlungsergebnisse sind besser.[19]

Nach einigen Jahren in der Praxis und vielen Tausenden behandelten Patienten genügt erfahrenen Ärzten nur ein kurzer Blick, um ziemlich genau vorherzusagen, was für ein Typ Patient gerade vor ihnen steht. Trotzdem erlebt man immer wieder Überraschungen.

Ich erinnere mich an meine Patientin Ruth, die mir gezeigt hat, wie man mit Herz und Verstand rasch zu einer gemeinsamen Entscheidung kommen kann. Gleich als erste Patientin des Tages kam die rüstige, Anfang 80-Jährige frühmorgens mit einem auffälligen Befund an der Lunge zu mir. Ihre bisherigen Ärzte waren sich nicht sicher, ob es sich dabei um einen bösartigen Tumor, ein gutartiges Geschwür oder vielleicht sogar um eine alte Narbe handelt. Zur weiteren Abklärung waren daher besonders hochauflösende Bilder der Lunge gefragt. Von diesen Bildern sollte schließlich die Entscheidung abhängen, ob Ruth für eine Gewebeprobe mit einer langen Nadel gepikst werden müsste oder nicht. Die detaillierten Lungenbilder waren zwar hochauflösend und scharf, brachten aber trotzdem leider, wie so oft, keine hundertprozentige Gewissheit. Als ich versuchte, Ruth und ihrer Betreuerin das Dilemma zu erklären, wurde ich Zeuge einer Sternstunde der medizinischen Entscheidungsfindung. Sie sagte zu mir: »Liebes Doktorchen, ich verstehe überhaupt nicht, was das alles bedeutet. Sie kennen mich doch jetzt schon so gut. Wenn ich Ihre Oma wäre, was würden Sie mir dann raten?« Mit dieser Frage hat Ruth eindrucksvoll bewiesen, wie man auch ohne genau verstanden zu haben, was da nun medizinisch eigentlich vor sich geht, trotzdem die richtige Entscheidung treffen kann. Was für ein Patiententyp Sie sind, hängt nämlich nicht immer mit Ihrem medizinischen Wissen zusammen. Ruth genügten wenige Worte, um eine mitfühlende Verbindung aufzubauen und herauszubekommen, ob ich ihr den Eingriff, mit allen damit verbundenen Risiken, wirklich empfehlen würde. Oft stehen auch die chronische Zeitnot und der Dauerstress in der täglichen ärztlichen Arbeit dem Aufbau einer vertrauensvollen Beziehung im Wege. Denn nicht alle Menschen werden dem Idealbild des modernen Patienten gerecht.

Dieser ist als aufgeklärter und in Gesundheitsfragen kompetenter Mensch über das Für und Wider einer jeden Untersuchung oder Behandlung und ihre Alternativen informiert und entscheidet auf dieser Grundlage, ob er sie durchführen lässt oder nicht. Wie jedes Ideal ist aber auch dieses nicht immer und unter allen Umständen erreichbar. Zum Teil, weil viele Patienten eher umsorgt anstatt informiert werden wollen, und zum Teil, weil Ärzte lieber allein über die Versorgung entscheiden wollen. Obendrein schlägt dem informierten Patienten oft das Vorurteil entgegen, er sei zu fordernd, fehlinformiert und einfach nur nervig. Es gibt zwar durchaus überzogen anspruchsvolle und fordernde Patienten. Sie sind aber eher die Ausnahme. Nur dass sich die seltenen, unangenehmen

Fälle tief in der Erinnerung eingraben oder oft auch einfach als Blitzableiter für sonstige Probleme und Schwierigkeiten des ärztlichen Alltags dienen. Tatsächlich fordert nur etwa jeder zehnte Patient von sich aus weitere Untersuchungen, Tests oder Behandlungen. Und diese sind dann zum großen Teil medizinisch durchaus sinnvoll.[20] Damit wären dann gleich zwei weitverbreitete Vorurteile entkräftet. Nämlich dass der informierte Patient zu fordernd wäre und falsche oder unangebrachte Maßnahmen einfordern würde. Lassen Sie sich also nicht verunsichern, wenn Ihr Arzt auf Ihr selbstbewusstes, informiertes Auftreten abwehrend oder feindlich reagiert. Bleiben Sie bei Ihrer Linie, verfolgen Sie konsequent Ihr Behandlungsziel und fragen Sie:

- Was verursacht mein Problem?
- Welche Möglichkeiten der medizinischen Behandlung gibt es?
- Welche Vorteile bzw. Heilungschancen hat die vorgeschlagene Behandlung?
- Welche Nachteile bzw. Nebenwirkungen hat die vorgeschlagene Behandlung?
- Welchen Zweck haben die notwendigen Untersuchungen und Tests?
- Ist es überhaupt notwendig, das Problem medizinisch zu behandeln?
- Was kann ich selber tun, um meine Beschwerden zu lindern?
- Wie lange dauert es, bis ich wieder richtig gesund bin?

- Wie kann ich ein Wiederauftreten der Beschwerden nach der Behandlung verhindern?

Mein Behandlungsziel

_____

_____

Auch wenn die partnerschaftliche Entscheidungsfindung das moderne Ideal der Arzt-Patient-Beziehung ist, bleibt ein wesentlicher Unterschied weiterhin bestehen:

Ihr Arzt ist der Experte für medizinisches Wissen.
Sie sind der Experte für Ihr Leben.

Während Ihr Arzt wichtige Informationen und Fachwissen rund um Ihre Beschwerden als Entscheidungsgrundlage für Ihre Behandlung zur Verfügung stellt, entscheiden immer noch Sie, in Abhängigkeit von Ihren eigenen Lebensumständen, Ihren persönlichen Werten und Zielen, über die letztendliche Einwilligung zu der vorgeschlagenen Behandlung. Somit sind Sie und Ihr Arzt beide Experten, jedoch auf unterschiedlichen Ebenen. Daher findet auch das Gespräch zwischen Ihnen und Ihrem Arzt grundsätzlich nie ganz auf Augenhöhe statt. Denn als Hilfesuchender sind Sie jemand, der keine jahrelange medizinische Ausbildung erhalten hat und sprechen mit Ihrem Helfer, der Medizin-Profi ist. Und als Empfänger von Gesundheitsleistungen – man könnte auch Kunde sagen – sprechen Sie mit dessen Anbieter. Selbst in einem

partnerschaftlichen Gespräch wird also der Wissensunterschied weiterhin so groß sein, dass Ihnen ein faires
und beweiskräftiges Urteil letztlich überhaupt nicht möglich sein kann. Deshalb hat Ruth alles richtig gemacht.
Denn je größer der Wissensunterschied ausfällt, desto
wichtiger ist Ihr Bauchgefühl und die Frage, ob Sie sich
mit Ihren Ängsten und Nöten von Ihrem Arzt gehört und
verstanden fühlen und Ihrem Arzt vertrauen. Befragen
Sie daher *nach* dem Arztbesuch Ihr Bauchgefühl und beantworten Sie folgende Fragen:

Haben Sie nun das Gefühl, Ihre Erkrankung besser zu verstehen?

☐ viel besser ☐ besser ☐ unverändert
☐ weniger ☐ keine Ahnung

Fühlen Sie sich dazu bereit, mit Ihrer Erkrankung im Alltag zu leben?

☐ viel besser ☐ besser ☐ unverändert
☐ weniger ☐ keine Ahnung

Fühlen Sie sich in der Lage, Ihre Gesundheit selbst zu erhalten?

☐ viel besser ☐ besser ☐ unverändert
☐ weniger ☐ keine Ahnung

Sind Sie zuversichtlich, dass sich Ihr Gesundheitsproblem verbessert?

☐ viel besser ☐ besser ☐ unverändert
☐ weniger ☐ keine Ahnung

Im Kern geht es um die eine entscheidende Frage: Fühlen Sie sich nach der Behandlung besser als vorher? Damit Sie diese Frage bei Ihrem nächsten Arztbesuch hoffentlich mit JA beantworten können, finden Sie nun alle Tipps und Tricks übersichtlich zusammengefasst. Mit diesen Checklisten kommen Sie den entscheidenden drei Faktoren für eine erfolgreiche Behandlung ein großes Stück näher.

1) **Hohes Vertrauen:** Wenn Sie Ihrem Arzt vertrauen können, läuft die Behandlung besser und Sie sind zufriedener.

2) **Gute Arzt-Patienten-Kommunikation:** Wenn Sie zu Ihrem Arzt einen »guten Draht« haben, Sie in die Behandlungsentscheidung einbezogen werden, Sie genug Zeit für Rückfragen haben und diese auch verständlich beantwortet bekommen, steigt Ihre Chance auf ein gutes Behandlungsergebnis.

3) **Gute Versorgungskoordination:** Nur wenn Ihr Arzt Sie bei der Organisation von Nachuntersuchungen, Anschlussbehandlungen, Facharztterminen und weiteren medizinischen Leistungen aktiv unterstützt, kann es zu einer erfolgreichen Behandlung kommen.

Ob Sie den für Sie richtigen Arzt gefunden haben, bei dem Sie sich verstanden und gut versorgt fühlen, können Sie anhand dieser Checkliste klarmachen.

So finde ich eine gute Arztpraxis

1. Kann ich die Praxis leicht kontaktieren und gut erreichen?
2. Werde ich in der Praxis freundlich und respektvoll behandelt?
3. Nimmt der Arzt mich und mein gesundheitliches Problem ernst?
4. Werden meine Persönlichkeit und Intimsphäre in der Praxis respektiert?
5. Werde ich umfassend, verständlich und fair aufgeklärt, informiert und beraten?
6. Erhalte ich Hinweise auf weiterführende Informationsquellen & Beratungsangebote?
7. Werde ich mit meinen Wünschen und Behandlungszielen in alle Entscheidungen einbezogen?
8. Akzeptiert mein Arzt, dass ich eine zweite Meinung einholen möchte?
9. Werden meine persönlichen Daten vertraulich behandelt und sind sie geschützt?
10. Kann ich erkennen, ob mein Arzt an Fortbildungsprogrammen teilnimmt und Maßnahmen zur Qualitätssicherung unterstützt?
11. Wird in der Praxis auf möglichst große Sicherheit bei meiner Behandlung geachtet?
12. Erhalte ich ohne Probleme Zugang zu meinen Patientenunterlagen?
13. Kooperiert die Praxis mit anderen Ärzten?

Die Kriterien basieren auf publizierten Qualitätsanforde-
rungen der Bundesärztekammer und der kassenärztlichen
Vereinigung.[11]

Auch wenn Sie einige Fragen vielleicht nicht beantworten können, Ihnen Informationen fehlen oder einige Antworten negativ ausfallen, soll Ihnen die Checkliste die wichtigsten Anhaltspunkte und Kriterien an die Hand geben, um die Qualität einer Arztpraxis überhaupt einschätzen zu können. Wer aber erst einmal eine Arztpraxis bzw. einen Arzt gefunden hat, bei dem er sich gut behandelt und verstanden fühlt, hat aber zunächst überhaupt keinen Grund, eine neue Arztpraxis zu suchen. Denn die meisten Patienten sind ihrem Hausarzt sehr verbunden. Man kennt sich schon über viele Jahre, hat so einige Krankheitsepisoden miteinander geteilt und spricht im gegenseitigen Vertrauen miteinander. Das ist toll und sollte auch so bleiben. Um Ihren Besuch beim Hausarzt auch in Zukunft mit dem besten Ergebnis für Ihre Gesundheit zu nutzen, beachten Sie die folgenden Tipps und gehen Sie vor Ihrem nächsten Termin auf jeden Fall die Checkliste durch.

So gelingt mein Besuch beim Hausarzt

- Nehmen Sie Ihren Patientenordner mit zu Ihrem Termin. So können Sie sicher sein, alle wichtigen Unterlagen bei sich zu haben.

- Nehmen Sie Ihren Notizzettel mit ins Sprechzimmer und haken Sie alle beantworteten Fragen ab.
- Bitten Sie Ihren Arzt, die von Ihnen erzählte Krankengeschichte kurz wiederzugeben, um sicher zu sein, dass er den Hintergrund zu Ihrem Problem richtig verstanden hat.
- Fragen Sie nach, wenn Sie etwas nicht verstanden haben oder wenn der Arzt Ihre Fragen nicht beantwortet hat.
- Bitten Sie Ihren Arzt, Ihnen medizinische Fachbegriffe verständlich zu erläutern.
- Fragen Sie nach, wo im Internet oder bei wem Sie weitere Informationen zu Untersuchungen und Behandlungen bekommen können.
- Fragen Sie, was passiert, wenn Sie weiter abwarten und sich erst einmal für überhaupt keine Behandlung entscheiden.
- Fragen Sie, welchen Einfluss die Behandlung auf Ihre Lebensqualität und Lebensdauer hat.
- Fragen Sie, welchen Nutzen und welchen Schaden Sie von der Behandlung zu erwarten haben.
- Bitten Sie Ihren Arzt, die Wahrscheinlichkeit einer erfolgreichen Behandlung und das Risiko unerwünschter Nebenwirkungen in absoluten Zahlen auszudrücken (»Bei 10 von 100 Patienten hat die Behandlung das Leben verlängert« oder »bei 3 von 1000 Behandlungsfällen kam es zu unerwünschten Nebenwirkungen«).
- Geben Sie am Ende des Gesprächs Ihre eigene Diagnose, den Ablauf der geplanten Behandlung und weitere Behandlungsschritte in eigenen Worten wieder:

»Habe ich Sie richtig verstanden, dass …?« Nur so können Sie und Ihr Arzt sicher sein, dass es keine Missverständnisse gibt.

- Schreiben Sie gleich nach dem Arztgespräch auf, was Sie mit Ihrem Arzt besprochen haben. So können Sie es noch mal in Ruhe überdenken und später bei Bedarf zusätzliche Informationen einholen.
- Lassen Sie sich nicht drängen. Je schwerer der Entschluss, desto mehr Bedenkzeit sollten Sie mit Ihrem Arzt vereinbaren.
- Nehmen Sie sich bei wichtigen Entscheidungen einen »Gesundheitsschutzengel«, also jemanden aus Ihrer Familie, einen guten Freund oder Freundin mit zum Arzttermin. Vier Ohren hören schließlich mehr als zwei Ohren.

Checkliste für meinen Arztbesuch

Dokumente, die ich mitbringen muss:

Patientenordner ☐

Medikamentenliste ☐

Impfausweis ☐

Arztbriefe ☐

Meine Beschwerden und Symptome:

_____

_____

_____

_____

_____

Wichtige Hintergrundinformationen für meinen Arzt:

Chronische Erkrankungen

_____

_____

Unfälle & Operationen

_____

_____

Aktuelle Lebenssituation

_____

_____

Besondere Belastungen/Stress

_____

_____

Sonstiges

_____

_____

Mein Behandlungsziel:

☐ schmerzfrei leben ☐ länger leben ☐ besser leben

So fühle ich
mich heute

So schätze ich meinen allgemeinen
Gesundheitszustand ein

⊕	⊕
100	100
⊖	⊖
0	0

»So macht es Deutschland –
Du kannst es besser«

- Durchschnittlich geht jeder Deutsche 17-mal jährlich zum Arzt.
- Jeder fünfte Patient löst sein Rezept in der Apotheke erst gar nicht ein.
- Schon nach durchschnittlich 18 Sekunden unterbricht der Arzt den Patienten bei der Erläuterung seiner Beschwerden.

»Wahr oder falsch«

- Mein Arzt findet es schrecklich, wenn ich sage, dass ich zu meiner Krankheit etwas im Internet gelesen habe.
- Privatversicherte bekommen die bessere Medizin.

Die Auflösung finden Sie auf den Seiten 226 – 229.

Beim Spezialisten,
dem Facharzt

Sie sind von Ihrem Hausarzt an einen Facharzt überwiesen worden oder haben sich für Ihre gesundheitlichen Beschwerden selbst einen medizinischen Spezialisten gesucht. Damit Sie eine wirksame und sichere Behandlung erhalten, sind nun zahlreiche Untersuchungen und Tests notwendig. Gemeinsam mit Ihrem Facharzt werden Sie viele Zahlen und Messwerte besprechen, von denen Sie noch nie etwas gehört haben. Zusätzliche Internetrecherchen sind daher mehr als angebracht. Auf dem Weg zum Gesundheitsprofi in eigener Sache geben wir Ihnen nun deshalb spezielle weiterführende Tipps und Hinweise.

Zahlen spielen in der Medizin eine große Rolle. Gewicht, Blutdruck, Blutwerte wie das gute HDL- und das böse LDL-Cholesterin, Krankheitsrisiken und Heilungschancen … rund um Ihre Gesundheit wimmelt es nur so von Zahlen. Das ist auch gut so, denn Zahlen erlauben Ihrem Arzt, Diagnosen, Krankheitsverläufe und Prognosen zu stellen. Das Problem mit den Zahlen ist nur, dass diese manchmal Alarm schlagen, obwohl alles in bester Ordnung ist. Das gilt zum Beispiel für den Blutwert PSA (Prostataspezifisches Antigen), der zeigen soll, ob ein Mann Prostatakrebs hat oder eine Behandlung gegen den

Krebs erfolgreich war. Grundsätzlich kann man sagen, dass ein erhöhter PSA-Wert kein gutes Zeichen ist. Aber selbst, wenn der Laborbericht einen deutlich rot markierten PSA-Wert ausgibt, durfte ich früh lernen, dass die Gewissheit der Zahlen oft auch trügerisch sein kann.

Der erfolgreiche Börsenhändler mit dem Spitznamen Arbi stand mit 45 Jahren in der Blüte seines Lebens und war mehr als überzeugt davon, völlig gesund zu sein. Damit das auch so bleibt, unternahm Arbi etwas, das zahlungskräftige Menschen mit wenig Zeit für überfüllte Wartezimmer oft tun. Er ließ sich für knapp 1.000 Euro in einer privaten Praxis komplett durchchecken. Neben der allgemeinen Untersuchung von Körpergewicht, Blutdruck und körperlicher Fitness werden bei diesem Gesundheitscheck auch eine ganze Reihe von Blutwerten bestimmt. So auch der PSA-Wert, der auf einen möglichen Prostatakrebs hinweisen soll. Nachdem in Arbis Blut ein dermaßen stark erhöhter PSA-Wert gemessen wurde, dass das Labor direkt in der Praxis anrief, wurde er zur weiteren Abklärung in die Universitätsklinik überwiesen. Wie sich herausstellte, hatte bereits Arbis Großvater Prostatakrebs, weshalb nun umfangreiche Untersuchungen in die Wege geleitet wurden.

In der Universitätsklinik stand dafür eine neuartige Untersuchungsmethode zur Verfügung. Diese galt als vielversprechend, obwohl ihr Nutzen bislang noch nicht wissenschaftlich belegt wurde. Aber das war Arbi egal. Er sagte nur: »Wie viel Geld muss ich auf dieses

Problem schmeißen, damit es weggeht?« Auch wenn diese Herangehensweise für ihn völlig normal zu sein schien, war ich etwas irritiert. Während der darauffolgenden Untersuchung, die erfreulicherweise mit einem unauffälligen Befund endete, kamen wir ins Gespräch. Als wir über Hobbys sprachen, erzählte ich von meiner Rennrad-Tour in den Wiener Hausbergen. Arbis Augen begannen zu leuchten. Voller Begeisterung sprach er von seinem neuen 10.000 € teuren Rennrad, das er vor kurzem gekauft hatte, um sich auf die härtesten Rennen Europas vorzubereiten. Er beschrieb, dass sein Rad für das Training auf maximale Geschwindigkeit, also nicht komfortabel, sondern möglichst hart eingestellt war. Inmitten seiner ausführlich beschriebenen Heldentaten hakte ich ein und fragte Arbi, ob er irgendeinem seiner Ärzte von dem intensiven Training erzählt hätte. Er schaute mir kurz in die Augen und schüttelte verhalten den Kopf. Daraufhin erklärte ich ihm, dass sich der PSA-Wert allein dadurch erhöhen kann, weil man beim stundenlangen Radeln auf einem harten Sattel, wie es für Rennräder typisch ist, seine Prostata gut durchmassiert. Noch während Arbi leise fluchte, erschien der leitende Oberarzt zur Einsicht der Befunde, und wir einigten uns auf eine längere Trainingspause. In den darauffolgenden Monaten lagen die wiederholt gemessenen PSA-Werte alle im Normalbereich. Zum Ausgleich, so verriet Arbi mir bei seiner letzten Kontrolluntersuchung, hat er vor kurzem mit dem Kickboxen begonnen.

Aber es bleibt nicht allein beim PSA-Wert, Blutdruck oder Körpergewicht. Rund um Ihre Gesundheit haben Sie *immer* mit Zahlen zu tun. Und das, obwohl jede medizinische Behandlung grundsätzlich nur drei mögliche Ergebnisse hat.

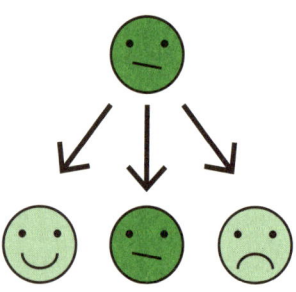

a) Ihre Beschwerden verbessern sich
b) Ihre Beschwerden bleiben unverändert
c) Ihre Beschwerden verschlechtern sich

Da Sie beim Facharzt bereits mit einem speziellen Problem in Behandlung sind, bekommen Sie im nächsten Kapitel weitere wichtige Hinweise, um gemeinsam mit Ihrem Facharzt Ihr Behandlungsziel festzulegen und die passende Behandlungsentscheidung zu treffen.

Wirksame Medizin heißt jetzt evidenzbasierte Medizin

Das Ziel des Gesprächs mit Ihrem Facharzt ist immer, eine Entscheidung hinsichtlich Ihrer weiteren Behandlung zu treffen. Um Ihre gesundheitlichen Beschwerden zu lindern, kann es um eine Operation gehen, die Einnahme bestimmter Medikamente oder beides. Weil aber niemand in die Zukunft schauen kann, werden in der Medizin immer Wahrscheinlichkeiten benutzt. Zur Definition von Krankheit und Gesundheit werden daher überall Zahlen, Prozentwerte und Grenzwerte herangezogen, um so den Behandlungsverlauf, Heilungschancen, Risiken und Nebenwirkungen oder Komplikationen besser einschätzen zu können.

Dass Zahlen in der Medizin eine dermaßen zentrale Rolle spielen, hat aber noch einen ganz anderen Grund. Und der heißt: *Evidenzbasierte Medizin*, kurz EBM. Dahinter verbirgt sich der Anspruch, jeden Patienten auf dem aktuellen Stand des medizinischen Wissens zu behandeln. Es sollen also nur solche Behandlungen vorgenommen werden, deren Wirksamkeit wissenschaftlich bewiesen ist. Damit stützt EBM sich nicht auf die Erfahrung oder Autorität des einzelnen Arztes, sondern auf den aktuellen Stand wissenschaftlicher Erkenntnisse. Das führt bei der Chefarztvisite im Krankenhaus immer wieder zu Konflikten. Der erfahrene Chefarzt sieht den Patienten, schätzt die Lage ein und gibt eine Anweisung. Der junge Assistenzarzt, der sich seit zwei Jahren mit genau diesem Krankheitsbild beschäftigt, das den Patienten plagt, meint aber zu wissen, dass nach den neuesten Erkenntnissen der Wissenschaft eine andere Behandlungsentscheidung getroffen werden müsste. So treffen *eminenz*-basierte Medizin (auch bekannt als »Chefarzt-hat-immer-recht-basierte Medizin«) und *evidenz*-basierte

Medizin im Klinikalltag häufig aufeinander. Je nach Einsicht des Chefarztes, Vermittlungsgeschick der Oberärzte und Durchsetzungsvermögen des jungen Arztes wird der Einwand dann entweder überdacht oder die Anweisung der Chefarztes durchgedrückt.

Dabei ist die wissenschaftliche Grundlage vieler Behandlungsempfehlungen, egal ob von jungen oder alten Ärzten, oftmals erschreckend dünn. Als historisches Beispiel gilt die Entdeckung der Beliebigkeit der Tonsillektomie, der Entfernung der Gaumenmandeln, aus dem Jahr 1945.[22] In der Untersuchung wurde eine Gruppe von 1.000 New Yorker Schulkindern zu vier verschiedenen Ärzten geschickt. Die sollten ohne das Wissen über die jeweils vorangegangenen Untersuchungsergebnisse abklären, ob eine Mandelentfernung notwendig wäre oder nicht. Das Ergebnis der Studie zeigte, dass mit jeder zusätzlichen Untersuchung etwa der Hälfte der Kinder eine Mandelentfernung empfohlen wurde. Am Ende durften nach vier Untersuchungen nur noch 65 von ursprünglich 1.000 Kindern ihre Mandeln behalten.

Im Gegensatz dazu bedeutet EBM, dass jede Behandlungsentscheidung ausdrücklich auf der Grundlage wissenschaftlich nachgewiesener Wirksamkeit getroffen werden sollte. Grundlage sind dabei klinische Studien, die jedes bisher akzeptierte medizinische Verfahren, jede Behandlungsmaßnahme und jede Behandlungsstrategie einer Neubewertung unterziehen, um diese dann gegebenenfalls durch bessere und sicherere Behandlungen zu ersetzen. Der EBM-Pionier und kanadische Mediziner

David Sackett beschreibt die Idee der EBM daher wie folgt: »Evidenzbasierte Medizin ist die gewissenhafte, klare und wohlüberlegte Anwendung der gegenwärtig besten Beweise in der Entscheidungsfindung zur Versorgung individueller Patienten.« Von diesem hohen Anspruch ist die derzeitige medizinische Versorgung noch weit entfernt. Der Anteil solcher evidenzbasierter Leistungen im Gesundheitswesen liegt, abhängig von den Studienbedingungen, Methoden und der Definition von Evidenz, zwischen 10 bis 80 %. Unterm Strich erhält somit jeder zweite Patient eine von Leitlinien empfohlene medizinische Versorgung.[23-25] Klar, wer krank ist und zum Arzt geht, sucht die bestmögliche Behandlung. Allein dass man das immer wieder betonen muss, ist schon ein wenig bedenklich. Aber welche Behandlung ist denn nun wirklich die beste? Welche Therapie ist am wirksamsten und trägt gleichzeitig das geringste Risiko unangenehmer Nebenwirkungen? Diese Fragen zu beantworten ist sehr schwer, wenn nicht sogar unmöglich. Weil sich das medizinische Wissen alle fünf Jahre verdoppelt, ist das als Arzt mühsam erlernte Fachwissen teilweise schon nach zwei Jahren veraltet. Auch in meinem Alltag weiß ich manchmal gar nicht, ob das, was ich einem Patienten gerade empfehle, wirklich noch der aktuellste Stand der Medizin ist. Das liegt daran, dass wir Ärzte kaum mit den Weiterentwicklungen und neuen Empfehlungen mithalten können.

Letztlich kann aber kein Arzt in die Zukunft schauen, um Ihnen mit absoluter Gewissheit den Erfolg seiner vorgeschlagenen Behandlung zu garantieren. Zwar vermit-

teln Zeitschriften, Studien oder Empfehlungen oftmals
eine scheinbare Gewissheit, aber Ihre Genesung lässt
sich nicht mit 100-prozentiger Sicherheit vorhersagen.
Die Suche nach der besten Behandlung ist für Patienten
und Ärzte gleichermaßen schwierig. Hinter dem Begriff
EBM steckt daher auch der Versuch, diese Unsicherheit
zu reduzieren. Auf dem Weg zum informierten Patienten
ist die EBM damit Ihr Werkzeug und Ihre Handlungs-
grundlage, weil erst belastbare wissenschaftliche Fakten
eine informierte Entscheidung ermöglichen. Das klingt
jetzt vielleicht erst einmal nach einem ziemlich harten
Brocken, aber mit den folgenden Tipps behalten Sie den
nötigen Überblick, um gemeinsam mit Ihrem Facharzt
Ihre Erkrankung bestmöglich zu behandeln.

• Ihr gesundheitliches Problem sollten Sie zusammen
  mit Ihrem Arzt so genau wie möglich erkennen und in
  Schlagworte und medizinische Fachbegriffe überset-
  zen, die Sie sich aufschreiben.
• Sie können selbst eine gründliche Suche in der medi-
  zinischen Literatur, also den Fachmagazinen und
  Internetseiten, nach dem neuesten Stand der Wissen-
  schaft und den dazu passenden Studien durchführen.
• Versuchen Sie sogenannte Reviews und Meta-Ana-
  lysen zu finden, da hier verschiedene Studien von
  Experten verglichen werden. Damit wird Ihnen die
  Arbeit, Studien zu sammeln und zu vergleichen, von
  Fachleuten abgenommen, und zudem sind diese Arti-
  kel meist verständlicher geschrieben als die originalen
  Studienergebnisse.

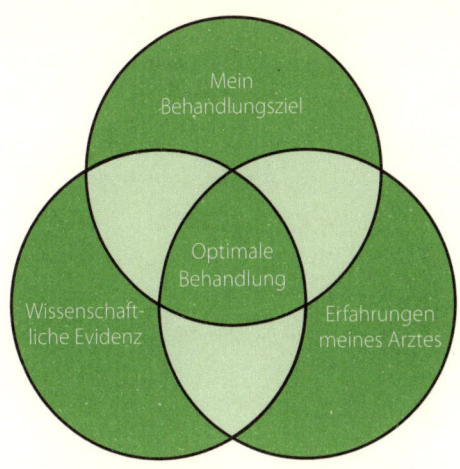

- Versuchen Sie den zu erwartenden Behandlungseffekt herauszufinden, oder fragen Sie Ihren Arzt danach.
- Vereinbaren Sie mit Ihrem Arzt einen Termin: Die Ergebnisse Ihrer Recherchen sollten ausgewertet und mit der klinischen Erfahrung des Arztes in Ihrem persönlichen Behandlungsziel eingebracht werden.
- Treffen Sie gemeinsam mit Ihrem Arzt die für Sie am besten passende Behandlungsentscheidung.

Meine Gesundheit – meine Entscheidung

Ganz am Anfang auf Ihrem Weg zu der für Sie besten Behandlungsentscheidung steht die Frage: Was will ich? Genau diese Frage wird in der Medizin mit dem Fachbegriff »Patientenpräferenzen« beschrieben. Dahinter verbergen sich nämlich Ihre persönlichen Entscheidungsgründe, um aus verschiedenen Behandlungsmöglichkeiten letztlich die für Sie passende auszuwählen. Ihr bevorzugtes Behandlungsziel und Ihre Patientenpräferenzen können aber nicht allgemein festgelegt werden, sondern müssen für jeden Patienten, jede Krankheit und jede Behandlungssituation neu erfragt werden. Das kostet oftmals zwar eine Menge Zeit, aber wenn man das Ziel nicht kennt, ist es umso schwerer, den richtigen Weg zu finden. Deshalb habe ich bei jedem Patientengespräch immer die Frage im Hinterkopf: *Wer will was und warum?*

Als Arzt steht man sogar in der Pflicht, sicherzustellen, dass die Behandlungsentscheidung mit den Zielen und persönlichen Einstellungen des Patienten übereinstimmt. Aber die Praxis sieht oft leider anders aus. Meist besteht über die sogenannten Patientenpräferenzen völlige Unklarheit. Und das ist nicht nur in der Notaufnahme so, wo man die Patienten erst seit wenigen Minuten kennt. Das kann auch bei Ihrem Hausarzt passieren, der Sie schon seit ewigen Zeiten behandelt.

Wissenschaftliche Untersuchungen zu Wünschen und Zielen der Patienten im Behandlungsprozess stehen noch ganz am Anfang. Derzeit werden überhaupt erst Möglichkeiten entwickelt, um Patientenpräferenzen verlässlich zu erkennen. Diese Untersuchungen sind aber extrem wichtig. Denn erst wenn klar ist, was Patienten, Versicherte und Bürger wirklich wollen, kann das Gesundheitssystem darauf eingehen. Bis dahin liegt die Lösung des Problems in Ihren Händen.

In einer Untersuchung zeigte sich beispielsweise, dass an Depression erkrankte Patienten zum Teil deutlich andere Wünsche und Ziele hatten als die behandelnden Ärzte.[26] Zwar beschrieben beide Gruppen in der Befragung ähnliche Ziele, allerdings wurden diese unterschiedlich gewichtet. So bewerteten Patienten das Ansprechen auf die Behandlung am höchsten, wohingegen den Ärzten die Remission, also das Verschwinden depressionsbedingter Beschwerden, am wichtigsten war. Bei den Patienten hingegen kam die Beschwerdefreiheit erst an letzter Stelle, und bei den Ärzten wiederum stand das Ansprechen auf die Behandlung an vorletzter Stelle. Somit wünschten sich Ärzte und Patienten zwar das Gleiche, aber eben unterschiedlich stark. Vergleichen Sie das einmal mit dem Wunschzettel zu Weihnachten. Wenn auf dem Wunschzettel des Kindes genau das an erster Stelle steht, was bei den Eltern eher am Ende der Wunschliste rangiert, kann es schon mal schwierig werden.

So klärten sich auch die unterschiedlichen Behandlungswünsche in der Studie erst während der anschließenden Gruppendiskussion zwischen Ärzten und Patienten auf. Dabei wurde deutlich, dass die Patienten das Ansprechen auf die Behandlung höher gewichteten als die Ärzte, weil sie den Zustand einer akuten Depression als derart unerträglich empfunden haben, dass ein schnelles Herausreißen aus diesem Zustand das für sie überragende Behandlungsziel war. Dagegen sahen die Patienten eine Beschwerdefreiheit als so schwer erreichbar an, dass es – wenn überhaupt – nur als Fernziel in Betracht kam. »Ich würde lieber den Rest meines Lebens mit einer milden Depression leben als in einer akuten mittelschweren bis schweren Episode keine Hoffnung zu haben, dass es ein Medikament gibt, das mir in der akuten Phase Besserung verschaffen könnte«, brachte es ein Studienteilnehmer auf den Punkt. Dieses Dilemma erinnert an den alten Spruch: »Lieber den Spatz in der Hand als die Taube auf dem Dach.«

Obwohl die Deutschen europaweit am meisten Patienteninformationen lesen[27], gibt es im deutschen Gesundheitssystem keine direkte und systematische Einbindung von Patientenwünschen. In Großbritannien ist man da schon weiter. Über die Plattform *NHS-Choices* wird die gesamte Bandbreite an unabhängigen und evidenzbasierten Gesundheitsinformationen für alle Bürger bereitgestellt. Unter dem Motto »Your health, your choices«, also »Deine Gesundheit, Deine Entscheidungen«, wird sofort deutlich, dass jede Behandlungsentscheidung gleichzeitig eine Frage der persönlichen Wünsche und Ziele ist. Nach der Hüft-OP mit den Enkeln wieder Fußball zu spielen oder trotz Tennisarm beim Golfturnier anzutreten – um Ihre Wünsche und Behandlungsziele überhaupt klar benennen zu können, brauchen Sie zwei Dinge: Informationen und Kompetenz.

Ohne Informationen geht fast gar nichts. Sie müssen die richtigen Informationen in Erfahrung bringen und diese dazu noch richtig bewerten. Oft fehlt aber die notwendige Gesundheitsbildung, um Gesundheitsinformationen gezielt und kritisch zu hinterfragen. Aber ich kann Sie beruhigen, diese können Sie sich aneignen. Wenn Sie das nicht tun, werden Sie Nutzen und Risiken verschiedener Behandlungsmöglichkeiten nicht richtig einschätzen können – und das führt zu Fehlentscheidungen. Höchste Zeit also, die Dinge selbst in die Hand zu nehmen. Am besten gehen Sie dabei so vor: Zunächst beschreiben Sie Ihr gesundheitliches Problem mit Hilfe von Stichwörtern, Schlagworten und medizinischen Fachbegriffen. Hier ein Beispiel für Bluthochdruck:

Mein Problem:	*Bluthochdruck*
Medizinischer Fachbegriff:	*primärer oder auch essentiel-ler Hypertonus*
Schlagworte:	*Blutdruck, Puls, Hypertonie*
Englischer Fachbegriff:	*Hypertension*

Mein Problem: _____

Medizinischer Fachbegriff: _____

Schlagworte: _____

Englischer Fachbegriff: _____

Notieren Sie diese Stichwörter und Suchbegriffe, noch *bevor* Sie den Computer anschalten. Das Internet wird Sie immer wieder in verschiedene Richtungen locken, aber Sie wollen sich nicht ablenken lassen, sondern haben ein klares Ziel vor Augen. Das Ziel lautet, die richtigen

Informationen zu finden, um später die richtigen Fragen zu stellen und dadurch den richtigen Weg zur besten Medizin zu finden.

Auch wenn es zunächst etwas mühsam ist. Suchen Sie am besten nach passenden Studien direkt in der weltweit größten medizinischen Literaturdatenbank PubMed http://www.ncbi.nlm.nih.gov/pubmed/. Dort stehen Ihnen 10 Millionen Fachpublikationen, also wissenschaftliche Artikel zur kostenlosen Verfügung, die meisten allerdings in englischer Sprache. Dennoch gibt es kaum einen anderen Ort im Internet, der besser und aktueller zu den großen Volkskrankheiten bis hin zu ganz seltenen Erkrankungen etwas zu bieten hat. Übersetzen Sie Ihre Beschwerden und Diagnosen deshalb vorher ins Englische und profitieren Sie von diesem enormen, frei zugänglichen medizinischen Wissen: Im Feld »Search« geben Sie Ihr gesuchtes Stichwort ein, mehrere Stichwörter können Sie mit »AND« kombinieren (z. B. diabetes AND treatment AND women). Links neben den aufgelisteten Publikationen haben Sie dann die Möglichkeit, Ihre Suche über verschiedene Filter weiter einzugrenzen. Hier können Sie einfach anklicken, ob Sie nur Reviews, also die wissenschaftlichen Zusammenfassungen zu einer Erkrankung, oder die einzelnen klinischen Studien sehen wollen. Zudem können Sie eingeben, dass keine Publikation älter als 10 Jahre alt sein darf oder ausschließlich über 65-jährige Frauen an der Studie teilnahmen. Wenn Sie erst einmal den Dreh raushaben, werden Sie Ihr Glück gar nicht fassen, so viele hochwertige Inhalte einfach wie in einem Telefonbuch finden zu können.

Exkurs für Gesundheitsprofis I: Wie beurteile ich die Qualität einer klinischen Studie?

Diese Frage ist wichtig, denn Sie können nicht automatisch davon ausgehen, dass jede Publikation bei PubMed den höchsten Ansprüchen der Wissenschaft gerecht wird. Manchmal versteckt sich auch bei PubMed zwischen wirklich tollen Artikeln wissenschaftlicher Nonsens. Aber Sie können beruhigt sein. Sind Sie bis zu diesem Punkt gekommen, ist die Chance hoch, dass Sie bereits mehr wissen als sie meisten Hausärzte. Um nun zu erkennen, welche Studie wie aussagekräftig ist, müssen Sie zunächst herausfinden, wie verlässlich die Studienergebnisse sind. Ordnen Sie dazu den Studientyp, mit dem der Wirksamkeitsnachweis erbracht wurde, dieser Evidenzpyramide zu.

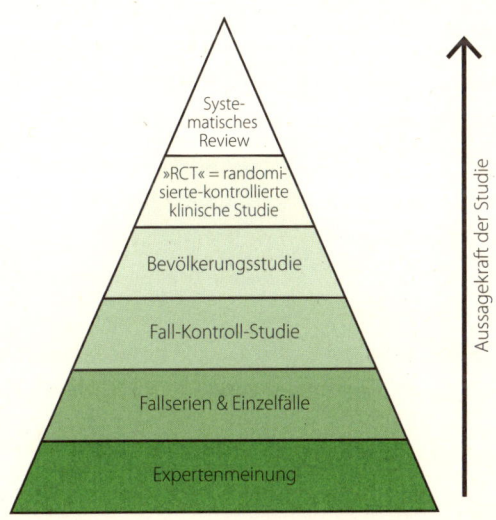

Mit Hilfe dieser Pyramide können Sie die gefundenen Studien anhand der Stärke ihrer Evidenz, also ihrer potenziellen Aussagekraft, einteilen. Basieren die Ergebnisse beispielsweise auf einer randomisierten, placebo-kontrollierten Studie (engl.: RCT, randomized controlled trial), sind diese verlässlicher als aus einer Bevölkerungsstudie (cohort study) oder Einzelfallbeschreibung (case report). Die Königsklasse der Evidenzproduktion besetzen aber systematische Übersichtsarbeiten, auch Reviews genannt. Sie gehören zusammen mit Leitlinien zu den zwei wichtigsten Werkzeugen der EBM. Denn noch besser als die Ergebnisse nur einer guten Studie ist die Zusammenfassung und der Vergleich mehrerer guter Studien zu einer bestimmten Fragestellung (zum Beispiel, ob Vitamin D vor Herz-Kreislauf-Erkrankungen schützt). Auf der Grundlage dieser wissenschaftlich gesicherten Erkenntnisse übersetzen dann sogenannte Leitlinien das gewonnene Wissen in ärztliche Handlungsempfehlungen. Das allerwichtigste Instrument der Evidenzproduktion ist und bleibt aber die randomisierte, placebo-kontrollierte klinische Studie. Denn nur eine sauber durchgeführte klinische Studie ist in der Lage, gängige Vorstellungen und Überzeugungen zu erschüttern und neue Erkenntnisse zu gewinnen. Ob Aderlass, die Vier-Säfte-Lehre oder strenge Bettruhe bei Rückenschmerzen – die Medizingeschichte kennt viele überholte Therapiekonzepte. EBM setzt daher nur solche Therapien ein, die den Krankheitsverlauf nachweislich verbessern, bei verschiedenen Personen mit derselben Erkrankung gleich wirken und unabhängig von Zeit und Ort wiederholbar wirksam sind.

Zur weiteren Bewertung der Qualität, Verlässlichkeit und Transparenz von Gesundheitsinformationen nutzen Sie die folgenden Kriterien und fragen Sie sich dabei immer:

- Erfüllen die gefundenen Informationen Ihr Informationsbedürfnis? Mit anderen Worten: Passen die Informationen zu Ihrem Problem oder nicht?
- Sind die gefundenen Informationen für Sie verständlich? Hier noch einmal der Tipp, eher Reviews anzuschauen als die eigentlichen Originalstudien.
- Helfen Ihnen die gefundenen Informationen bei der zu treffenden Entscheidung?

Qualitätskriterien	Bewertung	
	☺	☹
Formale Kriterien		
Fachliche Qualifikation der Autoren angegeben?		
Beteiligte Interessen- gruppen erwähnt?		
Erstellungsdatum der Information angegeben?		
Datum der letzten Aktualisierung angegeben?		
Interessenkonflikte benannt?		
Eindeutige Unabhängigkeit des Informationsanbieters?		

Erarbeitung und Methodik der präsentierten Informationen erklärt?		
Inhaltliche Kriterien		
Ziele der Gesundheitsinformation genannt?		
Zielgruppe der Gesundheits- information definiert?		
Natürlicher Krankheitsverlauf beschrieben?		
Wird erklärt, was bei Nicht-Behandlung der Erkrankung passiert?		
Verwendete Quellen aufgelistet?		
Die Wirkungsweise der Behandlung beschrieben?		
Nutzen und Risiken der Behandlung erwähnt?		
Alternative Behandlungs- möglichkeiten genannt?		
Angaben zu Auswirkungen der Behandlung auf die Lebensqualität?		
Mögliche Ungewissheiten erwähnt?		
Weiterführende Informationen oder Links aufgeführt?		
Weiterführende Adressen oder Ansprechpartner genannt?		

Die Ausführungen basieren auf der »Checkliste zur Bewertung von Gesundheitsinformationen« der Techniker Krankenkasse.

Exkurs für Gesundheitsprofis II:
Wie beurteile ich die Wirksamkeit einer Therapie?

1) Wie verlässlich sind die Ergebnisse?
- War die Studie randomisiert (zufällige Gruppeneinteilung)?
- War die Studie placebo-kontrolliert (gab es eine Vergleichsgruppe mit schein-behandelten bzw. nicht-behandelten Patienten)?
- Waren Patienten, behandelnde Ärzte und Wissenschaftler verblindet, also hatten sie keine Kenntnis über die Gruppenzugehörigkeit der Patienten?
- Sind alle Teilnehmer der Studie bis zum Ende untersucht worden?
- Waren die Interventions- und Vergleichsgruppe zu Beginn der Studie vergleichbar?

2) Welche Ergebnisse hatte die Studie?
- Wie groß war der Behandlungseffekt der Intervention? Die beiden wichtigsten Erfolgskriterien für eine Behandlung sind die Verbesserung der Lebenserwartung und der Lebensqualität. Bekommen Sie heraus, wie stark die Therapie diese Schlüsselfaktoren tatsächlich beeinflusst.
- Veranschaulichen Sie sich Behandlungseffekte

immer mit Hilfe von Häufigkeiten, also ganzen Zahlen. Statt 20 % heißt es dann »20 von 100 Patienten«.

- Nur das Relative Risiko zu betrachten (»20 % Risikoreduktion«) greift zu kurz. Bringen Sie immer die relevante NNT (number needed to treat) in Erfahrung. Denn nur die NNT, also die Anzahl der Patienten, die behandelt werden müssen, um bei *einem* Patient das gewünschte Ergebnis zu erzielen, gibt Ihnen ein Gefühl für die Wahrscheinlichkeit, unter der Therapie tatsächlich der eine glückliche Patient zu sein.

- Wie genau konnte der Behandlungseffekt geschätzt werden (ein breites Konfidenzintervall steht für eine ungewisse Risikoschätzung)?

3) Sind die Ergebnisse für mich relevant bzw. auf mein Problem übertragbar?
- Wenn die Wirksamkeit einer neuen Osteoporose-Therapie bei über 60-jährigen Männern mit Diabetes untersucht wurde, sind diese Ergebnisse nicht ohne weiteres auf gesunde Frauen nach der Menopause übertragbar.

- Weil selbst die Ergebnisse einer sauberen Studie »nur« verraten, wie die Therapie im Durchschnitt wirkt, bietet die wissenschaftliche Evidenz eine Orientierungshilfe, aber erlaubt noch keine sichere Vorhersage, ob die gewünschte Wirkung auch bei Ihnen garantiert eintritt.

- Die Übertragbarkeit vorhandener Evidenz hängt auch vom Schweregrad Ihrer Erkrankung ab. Ganz allgemein profitieren schwer erkrankte Patienten stärker von einer Therapie als Patienten mit einem Schweregrad, der geringer ist als bei den Probanden der Studie.

Die Beantwortung dieser Fragen verschafft Ihnen eine erste Orientierung. Rund um häufige Krankheitsbilder herrscht kein Mangel an Studien, der Ihnen die Suche nach Gesundheitsinformationen erschweren würde. Das Problem besteht eher darin, die gefundenen Studien korrekt einzuordnen und auf sich, beziehungsweise das eigene Problem, zu beziehen. Grundsätzlich sind Studienergebnisse aber aus einer ganzen Reihe von Gründen immer mit Vorsicht zu genießen. Weil zwar viele Studien durchgeführt, aber niemals veröffentlicht werden, ist die Evidenzbasis nämlich hoffnungslos verzerrt.[28,29] Damit bildet die Entscheidungsgrundlage zu Ihrer Behandlung nicht die Gesamtheit aller jemals durchgeführten Studien zu einem bestimmten Thema, sondern nur die der publizierten Ergebnisse. Oder anders formuliert: Wie evident kann eine Wissenschaft sein, wenn gar nicht *alle* Studien in die Auswertung der Ergebnisse eingehen?

Inzwischen ist die Problematik aber erkannt, und in den letzten Jahren wurden an vielen Stellen verbindliche Vorschriften zur Studienregistrierung und Ergebnisveröffentlichung eingeführt. Ihre Behandlungsentscheidung aber allein auf der Basis wissenschaftlicher Studien zu treffen wäre auch aus einem anderen Grund nicht sinnvoll. Denn bis die neuesten wissenschaftlichen Erkenntnisse den medizinischen Alltag erreichen, vergehen im

Durchschnitt etwa 10 Jahre. Sie können also nicht automatisch davon ausgehen, dass Ihre Behandlung auf dem aktuellen Stand der Wissenschaft basiert. Aufgrund der Flut von jährlich über 500.000 medizinischen Fachartikeln ist es eigentlich unmöglich, immer topaktuell zu behandeln.[30] Das ist aber oftmals auch gar nicht nötig, denn die Qualität Ihres Arztes geht weit über das reine Fachwissen hinaus. Wie die Abbildung auf Seite 81 zeigt, sind die Entscheidungen Ihres Arztes immer ein Zusammenspiel von Fachwissen, ärztlicher Erfahrung und Ihren persönlichen Behandlungszielen. Deshalb kann Evidenz immer nur der Ausgangspunkt Ihrer Behandlungsentscheidung sein. Dass viele Studien und Reviews nur auf Englisch vorliegen, macht die Entscheidungsfindung schließlich auch nicht einfacher. Wer keine Zeit oder Motivation hat, wissenschaftliche Studien und Reviews durchzuarbeiten, zusätzliche Arzttermine zum Einholen einer Zweitmeinung wahrzunehmen oder Erfahrungsberichte auf Patientenforen zu durchkämmen, der sollte ganz besonders auf einen vertrauensvollen Dialog mit seinem Arzt achten.

Trotzdem gehört zur Entwicklung der eigenen Gesundheitskompetenz ein grundlegendes Verständnis darüber, wie diese Zahlen zustande kommen, wo sie eingesetzt werden, wie sie zu interpretieren sind und welche sinnvollen Schlussfolgerungen sie zulassen. Neben dem Finden und Bewerten von Studien gehört das richtige Verständnis der darin präsentierten Zahlen und Statistiken zur zweiten Schlüsselqualifikation von Gesundheitsprofis. Die wichtigste Faustregel dabei lautet, bei der Bewertung von Nutzen und Risiken einer Behandlung am besten immer nur Häufigkeiten zu benutzen.[31] Sobald Sie sich in die Welt der Prozente begeben, können zwei verschiedene Zahlen nicht nur dasselbe meinen, sondern auch beide richtig sein. So präsentiert Ihnen zum Beispiel eine Studie die Wirksamkeit einer Behandlung anhand von zwei Gruppen. In der behandelten Gruppe starben innerhalb von fünf Jahren 20 der 100 Probanden, während in der unbehandelten Vergleichsgruppe 30 von 100 starben. Beim Vergleich der Verstorbenen in den beiden Gruppen (20 vs. 30) reduziert die Behandlung die Sterblichkeit um 30 %, während die 10 Todesfälle in Bezug auf die Gesamtgruppe von 100 Personen nur eine Senkung der Sterblichkeit um 10 % ergibt. Also, welche Zahl ist die richtige? Beide! Denn die Relative Risikoreduktion (RRR) beträgt 30 % und die Absolute Risikoreduktion (ARR) 10 %.

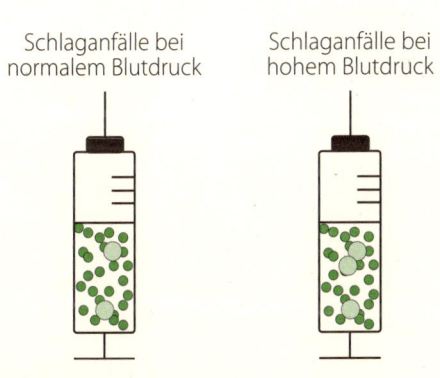

Schlaganfälle bei normalem Blutdruck

Schlaganfälle bei hohem Blutdruck

Absolute Differenz: 1
Relative Differenz: 30%

Ohne viel Zauberei könnten die 30 % aber auch 1 % bedeuten. Sagen wir, Ihr Risiko, einen Schlaganfall zu erleiden, ist durch einen hohen Blutdruck um 30 % erhöht. Das klingt erst einmal ziemlich dramatisch. Wenn aber von 100 Menschen mit normalem Blutdruck drei einem Schlaganfall erliegen und von 100 Menschen mit Bluthochdruck vier, dann ist der Unterschied zwischen den beiden Gruppen zwar 30 %, aber pro Hundert tritt gerade mal ein zusätzlicher Schlaganfall auf, also 1 %.

Dass diese verschiedenen Darstellungsformen die Wahrnehmung von Nutzen und Risiken tatsächlich beeinflussen, hat Prof. Dr. Gerd Gigerenzer, Leiter des Harding Zentrums für Risikokompetenz am Max-Planck-Institut für Bildungsforschung in Berlin, in umfangreichen Studien ausführlich belegt. Wie wenig es braucht, um bei der Interpretation simpler Prozentwerte für Verwirrung zu sorgen, zeigt diese Abbildung:

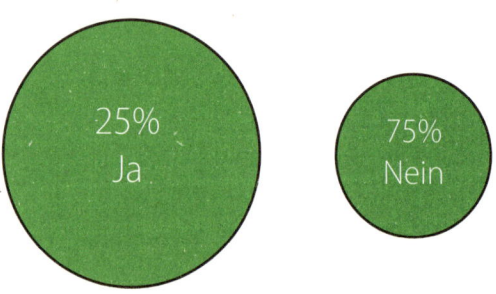

Obwohl 25 % eindeutig der geringere Anteil ist, verführt der optisch größere Kreis zur Fehlinterpretation des Zahlenverhältnisses. Für die saubere Kommunikation und das korrekte Verständnis der Risiken und des Nutzens verschiedener medizinischer Tests und Behandlungen bieten sogenannte Faktenboxen und deren graphische Darstellung eine wertvolle Hilfe.[32,33] Denn verschiedenste Studien haben gezeigt, dass viele Patientenentscheidungen anders ausfallen würden, wenn seriöses Informationsmaterial über Nutzen und Risiken medizinischer Behandlungen oder Operationen vorgelegen hätte. Wären beispielsweise Männer mit Prostatakrebs vor der Operation über die damit verbundenen Risiken für das Sexualleben aufgeklärt worden, hätte sich nur die Hälfte der Männer tatsächlich dem Eingriff unterzogen. So überschätzen 94 % der deutschen Männer den Nutzen eines PSA-Screenings in Hinblick auf Prostatakrebs. Zwischen Männern mit oder ohne Früherkennung bzw. PSA-Test existiert kein Unterschied in der Sterblichkeit (in beiden Gruppen verstarben innerhalb von 11 Jahren 210 von 1.000 Männern). Ebenso gibt es keinen Unterschied bezüglich der Todesfälle durch Prostatakrebs (in beiden Gruppen verstarben innerhalb von 11 Jahren 7 von 1.000 Männern an Prostatakrebs).

Am Ende unseres kleinen Exkurses für Gesundheitsprofis können Ihnen klinische Studien, Reviews und saubere Informationen also nicht nur helfen, die für Sie beste Medizin zu finden, sondern Sie auch dabei unterstützen, unnötige oder überflüssige Behandlungen zu vermeiden. So gehen Schätzungen davon aus, dass 30 % aller Untersuchungen und Therapien medizinisch überhaupt nicht sinnvoll sind oder schlichtweg doppelt gemacht werden. Ob Sie auch ganz alltägliche Risiken richtig einordnen und verstehen, können Sie ganz spielerisch mit dem folgenden Risikoquiz herausfinden (Auflösung Seite 229). Testen Sie Ihre Risikokompetenz mit acht Fragen (nur eine der angegebenen Antwortalternativen ist richtig):

Frage 1

Sie möchten von Berlin nach Rom reisen und überlegen, das Auto oder das Flugzeug zu nehmen. Wie weit können Sie mit dem Auto fahren, bis die Wahrscheinlichkeit, tödlich zu verunglücken, genauso groß ist wie beim gesamten Flug von Berlin nach Rom?

☐ 20 km

☐ 200 km

☐ 2.000 km

☐ Einmal um die Erde

Frage 2

Für Vorhersagen und Analysen stehen uns verschiedene Methoden zur Verfügung, z. B. in der Medizin zur Diagnose oder vor Gericht zur Überführung von Tätern. Welche der folgenden Methoden liefert zu 100 % sichere Ergebnisse?

☐ HIV-Test

☐ DNA-Test

☐ Expertenhoroskop

☐ Keine dieser Methoden

Frage 3

Ihre Bekannte ist gerade 50 Jahre alt geworden und hat eine Einladung zum Mammographie-Screening erhalten.

Obwohl beschwerdefrei, entscheidet sie sich, daran teilzunehmen. Ihr Befund ist positiv (auffällig). Wie hoch ist die Wahrscheinlichkeit, dass Ihre Bekannte Brustkrebs hat?

☐ Krebs ist absolut sicher.

☐ Bei 9 von 10 auffälligen Befunden liegt Brustkrebs vor.

☐ Bei 1 von 10 auffälligen Befunden liegt Brustkrebs vor.

☐ Bei 1 von 100 auffälligen Befunden liegt Brustkrebs vor.

Frage 4

1.000 Männer im Alter von 50 Jahren nehmen alle zwei Jahre am PSA-Test zur Prostatakrebs-Früherkennung teil. Nach 10 Jahren misst man den Nutzen des Tests. Wie viele der 1.000 PSA-getesteten Männer sterben weniger an Prostatakrebs, verglichen mit 1.000 nicht getesteten Männern?

☐ 0–1 von 1.000

☐ 50 von 1.000

☐ 100 von 1.000

☐ 250 von 1.000

Frage 5

Ihr Arzt sagt Ihnen, dass 1 von 1.000 Personen auf ein Medikament allergisch reagiert. Wie hoch ist die Wahrscheinlichkeit, dass Sie nach der Einnahme eine allergische Reaktion bekommen?

☐ 0,1 %

☐ 1 %

☐ 10 %

☐ 11 %

Frage 6

Sie sehen die Wettervorhersage, und der Meteorologe verkündet: »Morgen beträgt die Regenwahrscheinlichkeit 30 Prozent«. Welche der folgenden Aussagen ist korrekt?

☐ Es wird morgen 30 % der Zeit regnen.

☐ Es wird morgen in 30 % der Region regnen.

☐ Es wird an 30 % der Tage wie dem morgigen regnen.

☐ 3 von 10 Meteorologen glauben, dass es morgen regnen wird.

Frage 7

Von 1.000 Nichtraucherinnen im Alter von 55 Jahren sterben 55 innerhalb der nächsten 10 Jahre. Wie viele von 1.000 gleichaltrigen Raucherinnen sterben im gleichen Zeitraum?

☐ 55 von 1.000

☐ 75 von 1.000

☐ 110 von 1.000

☐ 240 von 1.000

Frage 8

Welche der folgenden Aussagen ist korrekt? Das Mammographie-Screening zur Brustkrebsfrüherkennung …

☐ … verhindert Brustkrebs.

☐ … verringert die Gefahr, an Brustkrebs zu erkranken.

☐ … verringert nicht die Gefahr, an Brustkrebs zu erkranken.

☐ … verringert die Gefahr, generell an Krebs zu erkranken.

Sinn & Unsinn medizinischer Behandlungen – Geschichten aus dem Leben

In meiner täglichen Arbeit als Arzt kommen auch zu mir immer wieder Patienten, die den Eindruck haben, sie wären unnötig operiert worden. So auch Herr Schwarzenfeld.

Eines Tages, bereits am frühen Morgen, saß Herr Schwarzenfeld ganz verzweifelt vor mir in der Notaufnahme. Seit über 10 Jahren sind chronische Rückenschmerzen sein ständiger Begleiter. Und das, obwohl Herr Schwarzenfeld gleich mit Beginn der Schmerzen einen erfahrenen Orthopäden aufsuchte und in der darauffolgenden Woche sofort an der Bandscheibe operiert wurde. Warum Herr Schwarzenfeld aber so ungewöhnlich schnell operiert wurde und diesem Vorgehen auch noch zustimmte, habe ich erst im weiteren Verlauf des Gesprächs verstanden. Zum einen hatte Herr Schwarzenfeld gerade den Job gewechselt und wollte deshalb möglichst schnell wieder fit sein, und zum anderen hatte sein behandelnder Chirurg erst vor kurzem auf einem Kongress in den USA eine neue, vielversprechende Operationsmethode kennengelernt. Obendrein ließen die 10 Jahre alten CT-Aufnahmen, anders als bei den heutigen wesentlich genaueren MRT-Bildern, überhaupt nicht erkennen, wie ausgeprägt der Bandscheibenvorfall tatsächlich war. Alles zusammen führte dazu, dass Herr Schwarzenfeld operiert wurde, ohne vorher Krankengymnastik oder andere herkömmliche Behandlungsmöglichkeiten ausgeschöpft zu haben. Das wäre alles in Ordnung, wenn die Beschwerden so schwerwiegend gewesen wären, dass man hätte operieren müssen. Aber so schlimm, dass Herr Schwarzenfeld keinen Urin oder Stuhlgang zurückhalten konnte, war es nicht. In der Hoffnung auf eine schnelle Heilung setzten Herr Schwarzenfeld und sein Arzt alle Karten auf das neue Operationsverfahren. Leider ging die Rechnung nicht auf.

Wenn es um unnötige Behandlungen geht, ist es eigentlich egal, ob der Patient jung oder alt, männlich oder weiblich, privat oder gesetzlich versichert ist. Im Laufe der Jahre hat man als Arzt alles mindestens einmal gesehen. Zwischen den ungezählten Patientengeschichten ragen dann nur noch einzelne, wirklich besondere Fälle aus der Erinnerung heraus. So wie Jenny, die mit einem erschreckend ernsthaften medizinischen Notfall am Sonntagmorgen vor mir in der Notaufnahme stand, oder besser gesagt, saß.

Jenny hatte sich neue Schuhe gekauft, die ihr aber nicht so recht passten. Deshalb bildeten sich nach einigen Tagen mit ihren neuen Schuhen derart starke Blasen, dass der rechte Fuß sich bereits eitrig entzündet hatte. Weil Jenny unter der Woche aber nicht zum Arzt gehen wollte, machte sie sich nach einem gemütlichen Sonntagsfrühstück schließlich auf den Weg in die Notaufnahme und präsentierte mir dort nicht nur ihre aufgeplatzten Blasen, sondern auch eine rundherum entzündete Haut, die mittlerweile fast bis zur Mitte des

Oberschenkels rot und heiß war. Ein Blick auf diese klassischen Symptome genügten zur Diagnose einer ausgedehnten Weichteilentzündung. Zum Beweis ihrer misslichen Lage hielt mir Jenny ihre blutverschmierten Schuhe entgegen.

Auf meinen Vorschlag hin, die Entzündung sofort mit einem Antibiotikum zu behandeln, erklärte sie mir, dass sie doch zurzeit schon drei verschiedene Antibiotika nehmen würde, da sie vor zwei Wochen erkältet war. Antibiotika bei einer Erkältung?! Meine Gesichtszüge erstarrten und die Raumtemperatur sank um gefühlte 10 Grad. Der Notfall, mit dem ich es hier zu tun hatte, war offensichtlich ein ganz anderer. Abgesehen von dem medizinischen Fehltritt, eine simple Erkältung, die durch Viren ausgelöst wird, mit einem Mittel zu behandeln, dass gegen Viren schlichtweg nichts bringt, hatte Jenny es irgendwie fertiggebracht, ihren Hausarzt, einen kassenärztlichen Notarzt *und* ihren Frauenarzt davon zu überzeugen, ihr jeweils ein Antibiotikum zu verschreiben. Auf meine Nachfrage, wie sie das angestellt habe, erklärte sie mir völlig selbstverständlich, dass sie das immer so machen würde. Bisher hatte jeder Arzt, selbst nach anfänglichem Zögern, ihr schließlich doch noch ein Antibiotikum verschrieben, wenn sie diese eine Frage gestellt hatte: »Wie? Das war schon alles, oder was?« Keiner der Ärzte wusste von den Verschreibungen des anderen, und Jenny schluckte fleißig ihren selbstorganisierten Antibiotika-Cocktail. Schließlich wollte sie ja schnell wieder fit sein. Dass sie in ihrer Sorglosigkeit sogar Glück hatte und von möglichen Nebenwirkungen verschont blieb, war ihr selbst am wenigsten klar. Mein Problem bei ihrer weiteren Behandlung war jedenfalls, dass Jenny auf die gängigen Antibiotika nicht mehr ansprach und erst aufwendige und teure Labortests nötig waren, um ein geeignetes Antibiotikum zu finden, das die Entzündung schließlich wirksam heilte.

Weil sich in den letzten Jahren viele Fälle häufen, in denen medizinische Behandlungen durchgeführt werden, über deren Nutzen keinerlei Nachweis existiert und von denen der Patient nicht profitiert, ist in den USA eine Initiative mit dem Namen »Choosing Wisely« (übersetzt: »eine besonnene Entscheidung treffen«) entstanden. Diese hat den Sinn oder Unsinn medizinischer Maßnahmen wissenschaftlich überprüft und eine Liste erstellt, die unter bestimmten Umständen von bestimmten Behandlungen abrät. Zum Beispiel Erkältungen mit Antibiotika zu behandeln oder bei einem Bandscheibenvorfall sofort zu operieren, ohne vorab konservative Verfahren ausprobiert zu haben, also etwa Krankengymnastik oder physiotherapeutische Anwendungen. Um für sich selbst besser zu erkennen, ob man richtig im Bilde ist, überprüfen Sie am besten die folgenden Aussagen:

- Ich kenne die Ursachen meiner Beschwerden und kann mir unter der Diagnose (also dem Namen der Krankheit) etwas vorstellen.
- Ich weiß, welche Untersuchungen bzw. Behandlungen auf mich zukommen können und warum.

- Ich habe die Behandlungsvorschläge meines Arztes und deren Begründung verstanden.
- Ich kenne die Alternativen zu den vorgeschlagenen Behandlungsmöglichkeiten.
- Ich weiß, welche Folgen es hätte, wenn ich gar keine medizinische Behandlung bekäme.
- Ich kenne den Nutzen und die Risiken der unterschiedlichen Untersuchungen bzw. Behandlungen und deren Auswirkungen auf meinen Alltag.
- Ich weiß, welche Aufgaben ich bis zum nächsten Arzttermin habe und wie ich mich bis dahin verhalten soll.

Auf dem Weg zu meiner persönlichen Behandlungsentscheidung

Was müssen das noch für Zeiten gewesen sein, als Millionen von Zuschauern gebannt vor dem Fernseher saßen, um Prof. Dr. Brinkmann und sein Ärzteteam in der Schwarzwaldklinik zu erleben. Da retteten Halbgötter in Weiß noch jeden Patienten, trugen zu jeder Tageszeit ein freundliches Lächeln im Gesicht und hatten vor allem eines: immer recht. Was der Arzt sagte, war Gesetz. Punkt. Keine Diskussion.

Unter diesen Diktatoren der Medizin hat eine junge Generation an Ärzten scheinbar so sehr gelitten, dass sie nun die Chance ergreift, alles anders zu machen. Deshalb sitzen Sie als Patient heute nicht mehr in Ehrfurcht versteinert vor einem General im weißen Kittel, sondern sprechen mit einem freundlich zugewandten Facharzt in einer auf seine Praxisfarben abgestimmten – sagen wir hellblau gehaltenen – Fleece-Jacke. Anstatt »Ich bin der Experte – folgen Sie meinen Anweisungen«, heißt es heute immer öfter: »Ich informiere Sie, möchte Ihre Sorgen besser verstehen und respektiere Ihre Entscheidung«. Das klingt vielleicht total nett, ist aber für die meisten Patienten mehr oder weniger die komplette Überforderung.

Auch meine liebe Tante Lissy rief mich an einem Samstagmorgen völlig verwirrt an, um nach Rat zu fragen. Ihr Hausarzt sagte, dass sie im rechten Knie einen ausgeprägten Gelenkverschleiß hätte. »In Ihrem Knie reibt Knochen auf Knochen!«, ließ er sie wissen und schickte sie daraufhin zum Orthopäden, der ihre weitere Behandlung abklären sollte. Dort wurde sie zunächst eingehend untersucht und saß schließlich einem recht handfesten, aber freundlichen Orthopäden gegenüber, der sich auf den Röntgenbildern ihr ziemlich kaputtes Knie ansah und in Ruhe erklärte, wie die weiteren Behandlungsmöglichkeiten aussehen könnten: »Sie können sich für eine konservative Behandlung mit Schmerzmitteln und Krankengymnastik entscheiden oder Sie könnten eine Spritzenbehandlung mit Hyaluronsäure wählen. Falls Sie sich operieren lassen wollen, könnten wir eine Umstellungsosteotomie durchführen oder Sie entscheiden sich für einen Hemi-Schlitten im Bereich der Arthrose oder für eine komplette Knie-Endoprothese. Es ist ganz Ihre Entscheidung. Sie dürfen wählen. Schließlich ist es ja Ihr Knie.« Nach diesem Informationsgewitter wusste Tante Lissy nicht mehr, wo oben und unten ist, und verließ die Praxis mit so vielen Fragen, dass sie an diesem Tag tatsächlich ihre Gelenkschmerzen vergaß. Erst mit viel Zeit und ausführlichen Erklärungen konnte ich Tante Lissy ausreichend Durchblick verschaffen, damit sie eine Entscheidung treffen konnte.

In den meisten Fällen treffen Sie jedoch umgehend eine Entscheidung zur Behandlung Ihrer gesundheitlichen Beschwerden. Wenn die Behandlung ohne Zweifel die für Sie beste ist, andere Behandlungen mit unerwünschten Nebenwirkungen oder einem unverhältnismäßig hohen Aufwand einhergehen, fällt die Entscheidung leicht. Manchmal stehen Sie aber vor einem gesundheitlichen Problem und haben die Wahl zwischen verschiedenen Behandlungsmöglichkeiten, die irgendwie alle gut klingen, wie bei Tante Lissy. Tatsächlich besteht in der Hälfte der Fälle *kein eindeutig bestes* Vorgehen zur Behandlung eines gesundheitlichen Problems.

Dann müssen Sie vielfältige Informationen sammeln, Behandlungen vergleichen und deren Aufwand, Risiken und Nutzen gegeneinander abwägen. Das ist richtig Arbeit, weshalb Sie Unterstützung von Ihrem Arzt erhalten sollten. »Kommen mehrere gleichwertige medizinische Behandlungen oder Behandlungsmethoden in Betracht, muss der Arzt über Chancen und Risiken umfassend aufklären.« So steht es im Patientenrechtegesetz aus dem Jahr 2013. Dafür sollte Ihr Arzt seine vorgeschlagene Behandlung verständlich erklären, wissenschaftlich begründen und auf Ihre individuelle Situation abstimmen. Dabei ist besonders der letzte Punkt von entscheidender Bedeutung, denn wenn die empfohlene Behandlung überhaupt nicht zu Ihrer Situation passt, sinken die Erfolgschancen dieser Behandlung erheblich. Deshalb spielt die gemeinsame Entscheidungsfindung zwischen Arzt und Patient, in einem eher partnerschaftlichen Verhältnis, eine so entscheidende Rolle. In Umfragen sprechen sich etwa zwei Drittel der Ärzte für eine gemeinsame Entscheidungsfindung aus und auch die meisten Patienten möchten am liebsten gemeinsam mit ihrem Arzt entscheiden.[34]

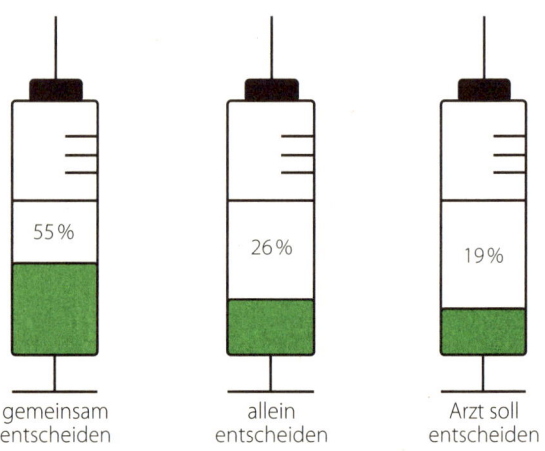

Auf dem Weg zu einer gemeinsamen Entscheidungsfindung erklärt Ihnen Ihr Arzt zunächst die Diagnosen und die Behandlungsmöglichkeiten, um dann im nächsten Schritt mit Ihnen gemeinsam eine Behandlungsentscheidung zu treffen, die Ihrer individuellen Situation und Ihren persönlichen Behandlungszielen gerecht wird. Dafür müssen Sie aber auch wissen und erklären können, welches Ziel Sie für Ihre eigene Gesundheit haben und was Sie mit der Behandlung erreichen wollen. Nur so können Sie gemeinsam mit Ihrem Arzt gesundheitliche Probleme klar benennen, Prioritäten festlegen und aktiv Behandlungsziele vereinbaren. Der stärkste Wunsch vieler älterer Menschen ist es zum Beispiel, so lange wie möglich in den eigenen vier Wänden zu leben. Ein anderer möchte nach der Behandlung des schmerzenden Knies wieder Marathon laufen, während andere einfach nur schmerzfrei spazieren gehen wollen, wie zum Beispiel Tante Lissy. Oder vielleicht muss eine starke Fehlsichtigkeit gar nicht unbedingt operiert werden, wenn man danach trotzdem eine Brille tragen muss.

Bei der Formulierung des eigenen Behandlungsziels ist es auf jeden Fall hilfreich, in zwei Schritten vorzugehen. Zuerst sollten aus verschiedensten Quellen passende Informationen gesammelt werden, um dann in einem zweiten Schritt zwischen den unterschiedlichen Möglichkeiten abzuwägen, was einem »lieber« oder »wichtiger« ist. Dass viele Patienten ihren Arzt im Rahmen der gemeinsamen Entscheidungsfindung als einfühlsam und empathisch beschreiben, führt laut einer aktuellen Studie sogar zu weniger Komplikationen und einem besseren Behandlungsergebnis.[35] Insgesamt bringt die gemeinsame Entscheidungsfindung also nur Gewinner hervor: aktiv beteiligte, selbstbestimmte Patienten, die nachweislich gesünder leben. Ärzte, die sich über die bessere

Einhaltung (compliance) der besprochenen Therapie freuen, und ein Behandlungsziel, über das Einigkeit besteht.

Weiter heißt es im Patientenrechtegesetz auch: »Der Patient kann die anzuwendende Behandlung wählen. Der Patient hat das Recht, Art und Umfang der medizinischen Behandlung selbst zu bestimmen. Er kann entscheiden, ob er sich behandeln lassen will oder nicht. Der Patient kann eine medizinische Versorgung also grundsätzlich auch dann ablehnen, wenn sie ärztlich geboten erscheint.« Das Recht zur freien Behandlungsentscheidung einzuräumen beinhaltet also auch die Möglichkeit, eine nachteilige Entscheidung zu treffen oder sich schlichtweg für das Falsche zu entscheiden. Trotz wissenschaftlich bewiesener Wirksamkeit oder leitliniengerechter Vorgaben ist es Ihnen erlaubt, eine empfohlene Behandlung auch abzulehnen. Dass viele Patienten von diesem Recht tatsächlich Gebrauch machen und dadurch wider besseren Wissens ihre Heilungschancen aktiv verschlechtern, zeigt eine Studie unter Herz-Kreislauf-Patienten. Obwohl den Patienten zur Unterstützung ihrer Entscheidungsfindung die besten verfügbaren Informationen vorgelegt wurden, stimmten nur 61 % der wissenschaftlich empfohlenen Therapie zu.[36] Auch rund um die vieldiskutierten Vor- und Nachteile des Prostatakrebs-Screenings verändern ausgewogene Informationen nicht zwangsläufig die Teilnahmebereitschaft am Screening.[37]

Um auch in schwierigen Situationen eine informierte Entscheidung zwischen verschiedenen Behandlungsoptionen zu treffen, können Sie sogenannte Entscheidungshilfen nutzen. Denn abhängig von der eigenen Persönlichkeit und Lebenssituation reagieren Menschen sehr unterschiedlich auf medizinische Informationen und Entscheidungssituationen. Der eine eher spontan und impulsiv oder der andere eher kontrolliert und abwägend. So können dieselben Informationen von verschiedenen Menschen völlig unterschiedlich wahrgenommen und gewichtet werden. Was für andere richtig ist, muss deshalb nicht automatisch auch für Sie stimmen. So hängt Ihre Behandlungsentscheidung, unabhängig von wissenschaftlicher Evidenz, Risiko-Nutzen-Profilen und potenziellen Nebenwirkungen, letztlich von Ihrer persönlichen Einschätzung ab.

Wenn Sie also vor einer schwierigen Entscheidung stehen, lassen Sie sich nicht drängen. Sammeln und bewerten Sie gewissenhaft die benötigten Informationen und treffen Sie am Ende die für Sie beste Behandlungsentscheidung. So verbessern Sie nicht nur nachweislich die Qualität Ihrer medizinischen Versorgung, sondern auch das Behandlungsergebnis.[38] Nutzen Sie daher die folgende vom Institut für Qualität und Wirtschaftlichkeit im Gesundheitswesen, kurz IQWIG, entwickelte Entscheidungshilfe zur durchdachten Vorbereitung und schrittweisen Unterstützung auf Ihrem Weg zur besten Behandlung.

1. Um welche Entscheidung geht es?

Vor welcher Entscheidung stehen Sie?

Warum müssen Sie diese Entscheidung treffen?

Bis wann müssen Sie sich entscheiden?

Wie weit sind Sie mit Ihrer Entscheidung?

- ☐ Ich habe noch nicht über die verschiedenen Möglichkeiten nachgedacht.
- ☐ Ich denke gerade über die verschiedenen Möglichkeiten nach.
- ☐ Ich stehe kurz vor einer Entscheidung.
- ☐ Ich habe mich bereits entschieden.

2. Welche Möglichkeiten haben Sie? Wer kann Sie unterstützen?

Wissen
Notieren Sie die verschiedenen Möglichkeiten. Ergänzen Sie die wichtigsten Ihnen bekannten Vor- und Nachteile.

Bewertung
Markieren Sie mit Sternen, wie wichtig Ihnen die einzelnen Vor- und Nachteile sind. Fünf Sterne bedeuten, dass etwas für Sie „sehr wichtig" ist, kein Stern bedeutet, dass es für Sie überhaupt nicht wichtig ist.

Sicherheit
Erwägen Sie die Möglichkeiten mit den Vorteilen, die Sie am wichtigsten finden und die zugleich am wahrscheinlichsten sind. Nehmen Sie Abstand von den Möglichkeiten, deren Nachteile für Sie am schwerwiegendsten sind.

Möglichkeiten

	Gründe, die für diese Möglichkeit sprechen (Nutzen/Vorteile)	Wie wichtig ist dieser Grund für Sie? (0-5 Sterne)	Gründe, die gegen diese Möglichkeit sprechen (Risiken/Nachteile)	Wie wichtig ist dieser Grund für Sie? (0-5 Sterne)
Möglichkeit 1				
Möglichkeit 2				
Möglichkeit 3				
Welche Möglichkeit bevorzugen Sie?		☐ Ich bin mir unsicher.		

■ Unterstützung

Wer ist noch an der Entscheidung beteiligt?	Name:	Name:	Name:	Name:
Welche Möglichkeit bevorzugt diese Person?				
Übt diese Person Druck auf Sie aus?	■ Ja ■ Nein	■ Ja ■ Nein	■ Ja ■ Nein	■ Ja ■ Nein
Wie kann diese Person Sie unterstützen?				
Welche Rolle möchten Sie selbst bei der Entscheidung einnehmen?	Ich möchte die Entscheidung gemeinsam mit … treffen. Ich möchte mich allein entscheiden, nachdem ich die Meinung von … gehört habe. Ich möchte, dass ein anderer die Entscheidung trifft, und zwar …			

3. Was benötigen Sie für die Entscheidung?

Wissen	Kennen Sie die Vor- und Nachteile der einzelnen Möglichkeiten?	☐ Ja ☐ Nein
Bewertung	Ist Ihnen klar, welche Vor- und Nachteile Ihnen am wichtigsten sind?	☐ Ja ☐ Nein
Unterstützung	Bekommen Sie ausreichend Unterstützung und Beratung, um eine Wahl treffen zu können?	☐ Ja ☐ Nein
Sicherheit	Haben Sie das Gefühl, dass Sie die für Sie beste Wahl getroffen haben?	☐ Ja ☐ Nein

Wenn Sie auf eine oder mehrere Fragen mit »Nein« antworten, ist die Wahrscheinlichkeit größer, dass Sie die Entscheidung aufschieben, Ihre Meinung ändern, Ihre Wahl bedauern oder anderen die Schuld für ein schlechtes Ergebnis geben. Es ist daher wichtig, die Schritte 2 und 4 durchzuarbeiten, in denen es um Ihre Bedürfnisse geht.

4. Was fehlt Ihnen noch für die Entscheidung? Was könnte Ihnen bei der Vorbereitung helfen?

Wissen
Wenn Sie das Gefühl haben, nicht ausreichend informiert zu sein.

- Finden Sie mehr über die verschiedenen Möglichkeiten heraus und darüber, wie wahrscheinlich die verschiedenen Vor- und Nachteile sind.

- Schreiben Sie Ihre Fragen auf.

- Notieren Sie, wo Sie die Antworten darauf bekommen können (zum Beispiel im Internet, in der Bücherei, einer Arztpraxis oder einer Beratungsstelle).

Bewertung
Wenn Sie sich nicht sicher sind, welche Vor- und Nachteile Ihnen am wichtigsten sind.

- Schauen Sie sich die Sterne in der Tabelle erneut an, um herauszufinden, was Ihnen am wichtigsten ist.

- Sprechen Sie mit Menschen, die die Vor- und Nachteile aus eigener Erfahrung kennen.

- Sprechen Sie mit anderen Menschen, die eine solche Entscheidung bereits getroffen haben.

- Lesen Sie Erfahrungsberichte darüber, was für andere besonders wichtig war.

- Besprechen Sie mit anderen Menschen, was für Sie selbst am wichtigsten ist.

Unterstützung
Wenn Sie das Gefühl haben, nicht ausreichend unterstützt zu werden.

- Besprechen Sie die verschiedenen Möglichkeiten mit einer Vertrauensperson (zum Beispiel Ihrer Ärztin, dem Mitarbeiter einer Beratungsstelle, jemandem aus Ihrer Familie oder einem Freund).

- Suchen Sie sich Unterstützung für Ihre Wahl (zum Beispiel finanzielle Unterstützung, Transport oder Begleitung bei nötigen Wegen, Kinderbetreuung).

Wenn Sie spezielle Entscheidungshilfen für bestimmte Erkrankungen oder für eine Entscheidung zur Teilnahme an verschiedenen Vorsorgeuntersuchungen suchen, führen Sie die angegebenen Internetadressen im Anhang ab Seite 203 zu entsprechenden Quellen. Dabei sollten Sie beachten, dass die gefundene Entscheidungshilfe zu Ihrer Situation passen muss. Wenn die Entscheidungshilfe nicht genau auf Ihre Beschwerden oder Ihre Erkrankung abgestimmt ist, können die Informationen und Inhalte irreführend sein. Am besten, Sie zeigen Ihrem Arzt die Entscheidungshilfe und fragen ihn, ob diese zu Ihrem Problem passt.

Auf dem Weg zu Ihrer optimalen Behandlung können Sie sich auch von den folgenden Fragen leiten lassen:

- Mit welchem Problem habe ich es zu tun?
- Wie ist der Verlauf meiner Erkrankung?
- Welche Behandlungsmöglichkeiten habe ich?
- Welche Vor- und Nachteile hat meine Behandlung?
- Nützt mir die Behandlung überhaupt?
- Ist die Wirksamkeit der Behandlung wissenschaftlich belegt?
- Wird die Behandlung zu einer leichten Verbesserung oder zur vollständigen Gesundheit führen?
- Wirkt die Behandlung unmittelbar und kann sie nach kurzer Zeit wieder abgesetzt werden?
- Welche unerwünschten Wirkungen hat die Behandlung?
- Wie wahrscheinlich ist es, durch unerwünschte Wirkungen unnötig Schaden zu erleiden?

- Wie stark schränkt die Behandlung mein alltägliches Leben ein?
- Was passiert, wenn ich gar nichts tue?

Um den Nutzen der vorgeschlagenen Behandlung besser einschätzen zu können, besprechen Sie mit Ihrem Arzt auch die folgenden drei Fragen:
- Leben Patienten mit der vorgeschlagenen Behandlung länger als mit der gängigen Behandlung?
- Leben Patienten mit der vorgeschlagenen Behandlung besser als mit der gängigen Behandlung?
- Hat die vorgeschlagene Behandlung weniger Nebenwirkungen und Komplikationen als die gängige Behandlung?

Zu konkreten Zahlen rund um das Risiko-Nutzen-Verhältnis Ihrer vorgeschlagenen Behandlung gelangen Sie mit diesen drei Fragen:
- Wenn 100 Personen so wie ich behandelt werden, wie viele würden geheilt werden?
- Wenn 100 Personen so wie ich behandelt werden, wie viele würden Nebenwirkungen erleiden?
- Wenn 100 Personen so wie ich überhaupt nicht behandelt werden, wie viele würden trotzdem gesund werden?

Wenn Ihnen Ihr Arzt im Rahmen der weiteren Behandlung zusätzliche diagnostische Tests wie Bluttests oder Röntgenbilder vorschlägt, stellen Sie die folgenden drei einfachen Fragen, um die Wirksamkeit beurteilen zu können:

- Wenn 100 Personen so wie ich den Test machen, wie viele werden ein positives Testergebnis haben (also dass die Krankheit vorliegt)?
- Wenn 100 Personen so wie ich ein positives Testergebnis haben, bei wie vielen davon liegt auch tatsächlich die gesuchte Erkrankung vor?
- Wenn 100 Personen so wie ich den Test machen, wie viele werden Nebenwirkungen erleiden und um welche Nebenwirkungen handelt es sich?

Nachdem Sie sich auf Grundlage dieser Fragen und der ausgefüllten Entscheidungshilfe ausreichend informiert haben, notieren Sie Ihre persönliche Behandlungsentscheidung.

Meine Behandlungsentscheidung

_____

_____

Aber was ist, wenn der Arzt meine Bedürfnisse ignoriert und _seinen_ Behandlungsplan einfach durchzieht? Was, wenn der Arzt meine Fragen aus Zeitnot übergeht?

Habe ich dann die Nerven und den Mut, meine Fragen auch unter diesen Umständen zu stellen? Wenn Sie im Gespräch mit Ihrem Arzt unter Druck geraten oder Angst verspüren, lassen Sie sich nicht in eine passive Patientenrolle zwingen. Besinnen Sie sich auf Ihre Rechte als

Patient, geben Sie Ihre aktive Rolle nicht auf und bestehen Sie auf einer kompetenten Beantwortung Ihrer Fragen. Wie immer ist das alles viel leichter gesagt als getan. Denn Sie fühlen sich in solch einer Situation wahrscheinlich nicht wohl, sind unsicher, was Ihre Beschwerden zu bedeuten haben, und machen sich Sorgen. Aus Verhaltensstudien weiß man, dass Menschen gerade in solchen Stress-Situationen nicht rational entscheiden. Das gilt auch für uns Ärzte, wir selbst sind ganz schlechte Patienten. Aber leider ist auch Ihr Bauchgefühl in Momenten der Angst der denkbar schlechteste Ratgeber. Weil Sie in medizinischen Fragen letztlich niemals ganz auf eigene Faust entscheiden können, ist einmal mehr das Vertrauen zwischen Ihnen und Ihrem Arzt die entscheidende Grundlage. Erst wenn Sie sich verstanden fühlen und der Arzt sich auf die individuellen Umstände Ihrer Beschwerden und Ihr persönliches Behandlungsziel eingelassen hat, ist die Basis für Ihre optimale Behandlung gelegt.

»So macht es Deutschland – Du kannst es besser«

Terminprobleme und Versorgungslücken bei Fachärzten sorgen immer wieder für viel Unzufriedenheit und Kritik am deutschen Gesundheitssystem. Dabei bekommen knapp 60 % der Patienten innerhalb von zwei Wochen einen Termin. Im bundesweiten Durchschnitt müssen nur 10 % der Patienten drei bis vier Wochen warten.[39]

Mit diesen Tipps gelingt die erfolgreiche Terminvereinbarung beim Facharzt:

- Bitten Sie in dringenden Fällen Ihren Hausarzt um Unterstützung.
- Nutzen Sie den telefonischen Vermittlungsservice Ihrer Krankenkasse.
- Bleiben Sie hartnäckig und weisen Sie am Telefon auf die Dringlichkeit der Behandlung hin.
- Schöpfen Sie das Angebot an Ärzten in Ihrem erweiterten Umkreis aus. Der Weg zum Facharzt darf durchaus etwas länger sein als zum Hausarzt.

»Wahr oder falsch«

- Den besten Facharzt finde ich im Internet.
- Wer sich *fälschlicherweise* als Privatpatient ausgibt, bekommt schneller einen Termin beim Facharzt.

Die Auflösung finden Sie auf den Seiten 226 – 229.

Vor der Operation

Deutschland gilt nicht nur als Arztbesuchs-Weltmeister, sondern auch gemeinhin als OP-Weltmeister. Bei einer ganzen Reihe von Eingriffen belegt die Bundesrepublik international Spitzenplätze. Der Titel »OP-Weltmeister« ist aber trotzdem nicht ganz gerechtfertigt, weil bei den hohen Operationszahlen der Umstand berücksichtigt werden muss, dass Deutschland eines der Länder mit den meisten alten Menschen weltweit ist. So zeigte eine aktuelle Studie Anfang 2015, dass Deutschland nach einer Datenanpassung an die Altersstruktur der Bevölkerung auf allen OP-Ranglisten nach unten rutscht.[40]

Aber unabhängig von diesen Zahlenspielen gilt weiterhin als gesichert, dass in Deutschland immer mehr ambulante Operationen durchgeführt werden, bei denen man nicht wie früher nach der Operation im Krankenhaus bleibt, sondern noch am selben Tag wieder nach Hause gehen kann. In den letzten 10 Jahren verdreifachte sich die Zahl auf heute knapp zwei Millionen ambulante Eingriffe. In den meisten Fällen handelt es sich dabei um Operationen, für die man noch vor wenigen Jahren für mehrere Tage stationär ins Krankenhaus musste. Heute hingegen können sie problemlos ambulant erledigt werden. Morgens nüchtern rein, nachmittags komplikationsfrei raus – das ist inzwischen dank nebenwirkungsarmer und gut steuerbarer Narkosemittel, minimalinvasiver Operationsverfahren und wirksamer Schmerzmittel für den Hausgebrauch bei immer mehr Eingriffen möglich. So zählt der Katalog ambulant durchführbarer Operationen schon mehr als 2.600 verschiedene Operationen: von der Socke bis zur Locke, vom gebrochenen Zeh bis zur Haartransplantation. Auch bei den Patienten kommt die ambulante Versorgung in der Tagesklinik gut an. Umfragewerte zeigen eine hohe Zufriedenheit rund um die ambulanten Eingriffe. Ohne Angst vor Krankenhauskeimen, anonymen Mehrbettzimmern und sterilem Kantinenessen verläuft die Genesung zu Hause deutlich schneller, die Patienten erholen sich besser und finden auch schneller den Weg zurück in den Job.

Operation ja, aber ambulant oder stationär?

Schon als junger Arzt im Praktischen Jahr habe ich gestaunt, dass im besten Orthopädie-Krankenhaus der Welt in New York die meisten Operationen ambulant durchgeführt wurden. Als deutscher Arzt war ein Krankenhaus für mich immer noch ein Ort, an dem man Patienten nach einer Operation nicht einfach nach Hause schickt. Dort lief es völlig anders. Straff organisiert und wie selbstverständlich hat mein amerikanischer Kollege am Tag bis zu 20 Eingriffe durchgeführt und davon nur ein bis zwei der behandelten Patienten zur weiteren Versorgung im Krankenhaus behalten.

Wie praktisch ambulante Operationen sowohl für die Patienten als auch für die Ärzte sein können, habe ich bei Joe, einem waschechten New Yorker Polizisten, erlebt. Joe hatte Schmerzen in der Hand, besonders im Daumen und Zeigefinger und vor allem nachts. Diese Anzeichen können auf ein Karpal-Tunnel-Syndrom hinweisen. Der Nerv, der Daumen und Zeigefinger versorgt, ist im Handgelenk eingeklemmt und verursacht dadurch Schmerzen. Den entsprechenden operativen Eingriff kannte ich aus Deutschland nur als stationäre Behandlung, bei der die Patienten noch mehrere Tage nach der Operation im Krankenhaus bleiben müssen. Als hartgesottener Großstadt-Polizist hätte sich Joe aber niemals wegen solch einer Lappalie für mehrere Tage aus dem Verkehr ziehen lassen. Jahrelang hatte er die Beschwerden schon mit sich herumgeschleppt und immer die Zähne zusammengebissen. Auch jetzt kam er nur in die Klinik, weil er beim Abfeuern seiner Pistole auf dem Schießstand derartige Schmerzen hatte, dass er nicht mehr sicher zielen konnte. Ein paar Wochen aufs Schießen zu verzichten war für ihn schon hart genug, aber als Leitender Polizist seine Kollegen im Stich zu lassen kam überhaupt nicht in Frage. Der Handchirurg erklärte mir, dass man sich lange Krankschreibungen in den USA nicht erlauben könne und dass Krankheit ganz allgemein nicht dem amerikanischen Leistungsverständnis entspricht. Aber nicht nur aus kulturellen, auch aus ökonomischen Gründen waren alle Operationsabläufe darauf ausgerichtet, den Patienten so wenig wie möglich einzuschränken und

dabei trotzdem das beste Behandlungsergebnis zu erzielen.

Gleich früh morgens um sechs Uhr, war Joes Operation der erste Eingriff des Tages. Mit modernsten Verfahren wurde die Betäubung so schonend wie möglich
nur im Bereich des Handgelenks durchgeführt. Nach
einer gerade mal 20-minütigen Operation erhielt Joe
eine Schiene für den Unterarm, erholte sich beim
Frühstücksfernsehen für einige Stunden und bekam
schließlich noch ein warmes Mittagessen serviert. Beim
abschließenden Gespräch mit dem Chirurgen und
einem Physiotherapeuten erhielt er die wichtigsten Hinweise und Verhaltenstipps, eine Notfall-Telefonnummer
und ausreichend Schmerzmittel. Daraufhin verließ Joe
mit einer zusammengewickelten Medikamententüte
unterm Arm und einem lässigen »Thanks guys!« (»Danke, Leute!«) die Klinik. Um den Behandlungserfolg zu
sichern, folgte gleich am nächsten Morgen eine Kontrolluntersuchung. Während der übrigen Tage konnte
Joe bei Beschwerden oder Fragen jederzeit 24 Stunden
täglich einen Arzt telefonisch erreichen. So war die
gesamte Behandlung darauf ausgerichtet, Joe so wenig
wie möglich aus seinem privaten und beruflichen Alltag zu reißen. Wie wichtig seine Arbeit als Polizist war,
merkte ich noch in der gleichen Nacht, als Joe und sein
Team den verwundeten Täter einer Messerstecherei
direkt aus unserer Notaufnahme abführten.

Wenn Sie also vor der Entscheidung stehen, ob eine Operation ambulant (also ohne Übernachtung im Kranken-

haus) oder stationär (mit ein paar Tagen Aufenthalt) durchgeführt werden kann oder soll, nutzen Sie im Gespräch mit Ihrem Arzt die folgenden Fragen:

Könnte meine Operation auch ambulant durchgeführt werden?
Ihr behandelnder Arzt ist verpflichtet, Sie über Ihre verschiedenen Behandlungsmöglichkeiten umfassend aufzuklären. Fragen Sie immer nach einer ambulanten Alternative für Ihren geplanten Eingriff und lassen Sie sich die Gründe der Empfehlung Ihres Arztes erklären. Ihr allgemeiner Gesundheitszustand und Ihre Narkosefähigkeit sind bei der Entscheidung für eine ambulante Operation genauso entscheidend wie Ihre häusliche Situation. Wer jedoch unter schweren Begleiterkrankungen leidet, Medikamentenunverträglichkeiten hat und zu Hause ohne Unterstützung allein lebt, sollte sich gegen eine ambulante Operation entscheiden.

Bin ich zu jung oder zu alt für eine ambulante Operation?
Ambulante Operationen hängen weniger vom Alter ab als von der Art des Eingriffs. Die Vorteile der Genesung im häuslichen Umfeld bieten sich besonders bei Kindern und älteren Menschen an. Welcher Elternteil übernachtet schon gerne mit im Krankenhaus, und auch ältere Menschen verkraften es oftmals schlecht, aus dem gewohnten Umfeld herausgerissen zu werden.

Was muss ich bei einer ambulanten Operation beachten?
Zunächst muss Sie jemand ins Krankenhaus zur Opera-

tion bringen und auch wieder abholen. Auch die nächsten 24 Stunden nach dem Eingriff dürfen Sie nicht allein verbringen. Für den Notfall erhalten Sie eine Telefonnummer, unter der Sie rund um die Uhr einen Arzt erreichen können. Nehmen Sie auf jeden Fall die verschriebenen Medikamente vorschriftsgemäß ein und halten Sie sich an die Vorgaben Ihres Arztes. Die Versuchung, im häuslichen Umfeld zu früh wieder aktiv zu werden, ist groß. Widmen Sie die Tage nach der Operation *wirklich* Ihrer Erholung, treffen Sie keine wichtigen Entscheidungen und muten Sie sich nicht zu früh zu viel zu.

Ganz wichtig bei einer ambulanten Operation ist die Möglichkeit, dass Sie für den Fall, wenn doch nicht alles ganz nach Plan verläuft, noch ein paar Tage bleiben können. Falls die Operation in einer Praxis bzw. einem Zentrum durchgeführt wird, welches gar keine Zimmer und Betten für einen Aufenthalt hat, sollten Sie klären, in welches Krankenhaus Ihr Arzt Sie überweisen würde, falls Probleme auftreten.

Besser zwei Meinungen

Bedenken Sie bei der Entscheidung zwischen ambulant und stationär auch, dass diese nicht immer im Sinne des Patientenwohls oder Patientenwillens getroffen wird, sondern auch wirtschaftliche Gründe haben kann. Denn jede ambulante Operation bedeutet ein leeres Krankenhausbett mehr, das anderweitig belegt werden muss und kein Geld bringt, wenn es leer bleibt. Viele Mediziner sind sogar selbst der Meinung, dass Patienten aus ökonomischem Druck oftmals unnötig operiert werden, um die notwendige Bettenauslastung zu erreichen. Da es in Deutschland sehr viele kleine und wenig spezialisierte Krankenhäuser gibt, hat sich der wirtschaftliche Druck in den letzten Jahren verschärft. In den bundesweit rund 2.000 Kliniken warten etwa 500.000 Betten auf Patienten, wobei jedes vierte Bett mittlerweile leer bleibt. Bei dem Versuch, die vorhandenen Betten zu belegen (mehr Betten pro Einwohner gibt es nur in Südkorea und Japan), ist unter den Krankenhäusern inzwischen ein riskanter Wettbewerb entstanden. In einer Untersuchung der Universität Duisburg-Essen gestand jeder Dritte der anonym befragten Chefärzte, dass überflüssige Eingriffe aus wirtschaftlichen Gründen vorgenommen werden, nur um Operationssäle, angestellte Ärzte und Krankenhausbetten voll auszulasten. Das gilt besonders für die Bereiche Kardiologie, Unfallchirurgie und Orthopädie.[41] Dies bedeutet für Sie, dass Ihnen möglicherweise nur deshalb zur Operation geraten wird, damit das Krankenhaus genug Geld verdient – kein besonders erbaulicher Gedanke. Dass in Deutschland eher zu viel als zu wenig operiert, behandelt und verschrieben wird, belegen auch regionale Unterschiede in der Gesundheitsversorgung. Ob Sie zu viele oder zu wenige Gesundheitsleistungen erhalten, hängt hierzulande nämlich auch von Ihrem Wohnort ab. So werden im Eifelkreis beispielsweise doppelt so viele Kaiserschnittgeburten durchgeführt wie in Chemnitz oder Kindern in Bremerhaven etwa sechsmal häufiger die Mandeln entfernt als in Rosenheim.

Der *Faktencheck-Gesundheit.de* der Bertelsmann Stiftung hilft Ihnen, sich in Ihrer eigenen Region ein Bild der Versorgungslage zu machen. Mit Hilfe einer Deutschlandkarte können Sie dort die Häufigkeit der verschiedensten Behandlungen und Operationen, von Blinddarm bis Prostata, regional vergleichen. Dass in einigen Regionen und Städten bis zu achtmal häufiger an Blinddarm, Mandeln oder Prostata operiert wird, hat jedenfalls nicht nur medizinische Gründe. Auch wenn die genauen Ursachen noch nicht weiter erforscht sind, stellen die regionalen Unterschiede (die auch in anderen europäischen Ländern existieren) ein klares Versorgungsproblem dar. Ob Sie einer Operation unterzogen werden oder nicht, sollte nämlich weniger von Ihrem Wohnort, den Behandlungsgewohnheiten Ihres Arztes oder leerstehenden Krankenhausbetten abhängen als vielmehr von der medizinischen Notwendigkeit.[42] Also informieren Sie sich, besprechen Sie die Ergebnisse Ihrer Recherche mit Ihrem Arzt, holen Sie sich im Zweifelsfall eine zweite Meinung ein und entscheiden Sie bei Ihrer Behandlung mit.

Vivien, einer jungen sportlichen Frau, die durch einen Skiunfall seit Jahren Schmerzen am Sprunggelenk hat, war es völlig klar, dass sie ärztlichen Rat braucht. Ohne medizinische Hilfe würde sie Einschränkungen im Alltag hinnehmen müssen, nie wieder schmerzfrei Sport treiben können und wahrscheinlich dauerhaft Schmerzmittel einnehmen. Weil Vivien aber eine aufgeklärt Frau ist, ließ sie sich nicht einfach eine Operation aufschwatzen. Sie wusste: »Ich brauche eine zweite Meinung!« Die Frage war nur, wo sie diese zweite Meinung herbekommen sollte. Ihr erster Arzt, ein Orthopäde und Sportmediziner, riet ihr zu einem »kleinen operativen Eingriff«, der schnell verheilt und sich vor allem für junge Menschen eignet. Der Arzt erschien Vivien vertrauenswürdig. Schließlich betreute er in seiner Praxis auch die Fußballprofis des örtlichen Bundesligavereins. Trotzdem beschlich Vivien das Gefühl, dass die Operationsempfehlung vorschnell und einseitig war. Außer der Operation war von alternativen Behandlungen oder Therapien nie die Rede. Und im Fernsehen hatte sie gehört, dass viele Ärzte nur deshalb Operationen empfehlen, weil sie dadurch mehr verdienen. Vivien war verunsichert und suchte einen weiteren Sportmediziner auf, der ihr eine andere, umfangreichere Operation vorschlug. Nun lagen ihre Nerven blank. Voller Verzweiflung ging sie zu einem dritten Arzt, der ihr zu einer Spritzenbehandlung riet. Dabei wollte Vivien doch eigentlich nur wissen, ob der empfohlene »kleine operative Eingriff« nun Sinn macht oder nicht.

Am nächsten Tag berichtete Vivien einer älteren Arbeitskollegin von ihrem Dilemma. Die kommentierte die missliche Lage völlig unaufgeregt mit der Bemerkung, dass Ärzte ja auch nur Menschen sind. Es sei doch vollkommen egal, welchen Fachmann oder Experten man befragt, selbst im Büro geben einem vier Kollegen fünf verschiedene Antworten. Am schlimmsten ist es aber bei den jungen Kollegen, denn die müssten sich durch besonders tolle Einfälle und Ideen ja um

jeden Preis von den älteren, erfahrenen Kollegen ab-
setzen. Da ging Vivien ein Licht auf, und noch in der
Mittagspause machte sie sich im Internet auf die
Suche nach einem älteren, erfahrenen Facharzt. Sie
fand schließlich Dr. Kunze, einen Orthopäden, dessen
Praxis nur noch an zwei Wochentagen Sprechstunden
anbot. Den Tränen nahe, berichtete sie Dr. Kunze von
ihren Beschwerden, der kräfteraubenden Ärztetournee
und den vielen verschiedenen Meinungen und Empfehlungen. Nachdem dieser geduldig zugehört hatte,
griff er zum Telefon und rief Viviens ersten Arzt an.
Nach einem kurzen Gespräch unter Fachleuten, in
dem es schien, als würden genau die richtigen Fragen
gestellt werden, bedankte er sich, legte auf und sagte
zu Vivien: »Sie haben Glück, einen Spezialisten für Ihr
Problem gefunden zu haben. Es gibt nur wenige Patienten, bei denen diese Operation erfolgversprechend
durchgeführt werden kann, und Sie sind eine davon.«
Dank des einfühlsamen Gesprächs und der professionellen Rücksprache zwischen den beiden Ärzten waren
Viviens Zweifel wie weggeblasen. Umfassend informiert und mit einem guten Bauchgefühl entschied sich
Vivien zu der minimal-invasiven Operation. Die Heilung verlief schnell und nach einigen physiotherapeuti-
schen Behandlungen konnte Vivien schon bald wieder
ohne Einschränkungen im Alltag leben und schmerzfrei Sport treiben. Das Einzige, was sie heute noch an
die Operation erinnert, sind zwei kleine punktförmige
Narben an ihrem Knöchel.

Von der Patientenaufklärung zur klinischen Studienteilnahme

Egal ob Sie ambulant oder stationär operiert werden: Sie müssen immer aufgeklärt werden. Worüber? Grundsätzlich sollten Sie über die Diagnose, den Ablauf des geplanten Eingriffs, Behandlungsrisiken, das Behandlungsziel, die Nachsorge und Ihre Heilungschancen aufgeklärt werden. Der zeitliche Umfang der Aufklärung kann zwar unterschiedlich ausfallen, aber Ihr Arzt hat nicht nur die Pflicht zur Aufklärung, sondern Sie haben auch das Recht, aufgeklärt zu werden.

Wie wichtig eine gute Patientenaufklärung für den Behandlungsverlauf und die Beziehungsqualität zwischen Arzt und Patient ist, habe ich bei Dr. Minas, einem Spezialisten für komplizierte Kniegelenksoperationen, gelernt. Während viele Ärzte dazu neigen, ihre Patienten nicht unnötig zu verunsichern und daher die Risiken einer Operation runterspielen oder gar nicht erst erwähnen, hat Dr. Minas mit seinen Patienten immer ganz offen über mögliche Risiken und Komplikationen gesprochen. Beeindruckt von diesem Vorgehen wollte ich wissen, warum er mit seinen Patienten so schonungslos offen spricht und ob er das schon immer so gemacht hat. Überraschenderweise antwortete Dr. Minas, dass er früher auch immer versucht hätte, den Patienten die Entscheidung zur Operation so angenehm wie möglich zu machen. Aber nach einiger Zeit bemerkte er, dass genau die Patienten, deren Operation nicht vollkommen perfekt verlief, nie wieder in seine Praxis kamen, sondern immer zu anderen Ärzten gingen, um sich dort weiterbehandeln zu lassen. Als er eines Tages beim Einkaufen zufällig eine frühere Patientin traf, nutzte er die Chance und fragte geradeheraus, ob sie sich bei ihm nicht wohl gefühlt oder nicht gut behandelt gefühlt hätte. Wohl gefühlt schon, antwortete die Patientin, aber nach der Operation hatte sie leichte Beschwerden, mit denen sie sich nicht in die Sprechstunde traute, weil sie ihn nicht enttäuschen wollte. Schließlich hätte er sich doch solche Mühe gegeben. Und nun war es nicht ganz so perfekt gelaufen wie erhofft. Daraufhin beschloss Dr. Minas, seine Patienten nie wieder mit Samthandschuhen aufzuklären. Zu groß ist die Gefahr, dass Patienten die Ursachen möglicher Komplikationen bei sich selbst suchen oder bei der Suche nach neuen Ärzten Verwirrung und Frustration entsteht. Während ich Zeuge von Dr. Minas' Aufklärungsgesprächen werden durfte, war ich immer wieder beeindruckt, wie sensibel er unterschiedlichste Patiententypen über Behandlungsrisiken, mögliche Komplikationen, Organverluste und sogar über den Tod aufklärte. Dabei beendete er jedes Gespräch stets mit dem Satz: »Jede medizinische Behandlung ist mit Risiken verbunden, aber nur wenn wir offen und ehrlich über die Behandlungsergebnisse sprechen, können wir mögliche Probleme gemeinsam in den Griff bekommen.«

So ist es zwar erfreulich, dass sich die meisten Patienten im Vorfeld ihrer Operation »sehr gut« bis »gut« aufgeklärt fühlen und im direkten Arztgespräch genügend Zeit für Fragen bleibt. Aber laut Umfrageergebnissen besteht gerade bei der Aufklärung rund um mögliche Alter-

nativen zu der geplanten Operation und Fragen zur Nach-
betreuung oftmals Nachholbedarf. Also fragen Sie:

- Welche Komplikationen, also Probleme, können nach der Operation zu Hause auftreten?
- Was muss ich nach der Operation in meinem Alltag beachten?
- Wie kann ich meine Genesung durch Bewegung und Ernährung bestmöglich unterstützen?
- Wen kann ich bei Fragen kontaktieren?
- Wer hilft mir bei organisatorischen Fragen rund um die Rehabilitation oder Pflege?

Im Rahmen der Aufklärung kann es auch passieren, dass Ihr Arzt Sie fragt, ob Sie mit Ihrer Behandlung an einer klinischen Studie teilnehmen möchten. Das ist nichts Ungewöhnliches, denn als Patient kommen Sie häufig mit klinischen Studien in Kontakt. In Deutschland werden jährlich über 1.000 klinische Studien zu Arzneimitteln und Medizinprodukten durchgeführt. Der Einladung zur Teilnahme an einer wissenschaftlichen Studie stimmen viele Patienten jedoch zu, ohne eine Vorstellung davon zu haben, was eine »Studie« eigentlich genau bedeutet.

Klinische Studien werden in insgesamt drei Phasen unterteilt. In Studien der Phase I und II wird ein neuer Wirkstoff, also ein neues Medikament, das es bisher noch nicht gibt, auf seine Sicherheit, Verträglichkeit und die richtige Dosierung hin untersucht. In diesen Studien steht Ihre Heilung als Teilnehmer nicht im Vordergrund. Meistens werden hier auch gar nicht kranke Menschen, sondern gesunde Studienteilnehmer gesucht. Erst Phase-III-Studien untersuchen die Wirksamkeit bei Kranken und vergleichen den neuen Wirkstoff mit der bisherigen Standardbehandlung. Ist der neue Wirkstoff bei diesem Vergleich überlegen und zeigt vielleicht sogar noch weniger Nebenwirkungen als die bisherigen Medikamente, können zukünftige Patienten von der neuen Therapie profitieren. In Phase-III-Studien wird der neue Wirkstoff im Vergleich zu existierenden Medikamenten und gegen ein unwirksames Scheinmedikament, ein sogenanntes Placebo, getestet. Diese placebo-kontrollierten Studien werden zusätzlich randomisiert und verblindet, so dass Sie als Studienteilnehmer keinen Einfluss darauf haben, in welche Behandlungsgruppe Sie eingeteilt werden (Randomisierung) und auch darüber im Unklaren bleiben, welches Medikament Sie letztlich erhalten (Verblindung). Ist die Medikation auch dem behandelnden Arzt unbekannt, dann ist die Studie doppelt verblindet. Für Wissenschaftler ist diese Art der Studie die beste Untersuchungsmethode, um auszuschließen, dass die teilnehmenden Ärzte und Studienteilnehmer bewusst oder unbewusst die Ergebnisse beeinflussen. Placebo-Kontrolle, Randomisierung und Verblindung gehören somit zu den wichtigsten Voraussetzungen einer klinischen Studie, um am Ende zu wirklich sauberen Ergebnissen zu gelangen. Sind diese Anforderungen nicht erfüllt, ist der Wirksamkeitsnachweis kaum belastbar.

Bevor Sie sich aber zu einer Studienteilnahme entscheiden, müssen Sie von Ihrem Arzt über sämtliche Vor- und

Nachteile schriftlich und mündlich aufgeklärt werden. Nur wenn Ihnen klar ist, was das genaue Ziel der Studie ist, Sie das Nutzen-Risiko-Verhältnis abwägen können, weitere Behandlungsmöglichkeiten in Erwägung gezogen haben und die geplanten Untersuchungen und den Studienablauf verstanden haben, können Sie eine informierte Entscheidung zur Teilnahme treffen. Auf jeden Fall müssen Sie ausreichend und ausgewogen aufgeklärt worden sein und das Gefühl haben, völlig frei entscheiden zu dürfen. Wenn Sie hingegen das Gefühl vermittelt bekommen, ohne die Studienteilnahme keine Heilungs- oder Behandlungschance zu haben, stimmen Sie nicht zu. Die Teilnahme an einer klinischen Studie kann durch die Behandlung mit einem modernen Wirkstoff und eine gute Betreuung zwar höhere Heilungschancen bedeuten. Aber entscheidend ist die Frage, ob das Ziel der Studie mit Ihrem persönlichen Behandlungsziel übereinstimmt.

So finde ich das richtige Krankenhaus

Wer eine Operation vor sich hat, wünscht sich nicht nur eine umfassende Aufklärung und erfahrene Ärzte, sondern auch möglichst hohe Heilungschancen bei möglichst geringen Komplikationsrisiken. Auf die dazugehörigen Informationen haben Sie sogar ein Recht, weshalb alle Krankenhäuser in Deutschland seit dem Jahr 2005 zu Qualitätsberichten verpflichtet sind. Um die Vergleichbarkeit der bundesweit über 2.000 Krankenhäuser zu gewährleisten, müssen diese nach einem vorgegebenen

Schema jährlich Bericht erstatten. Es müssen Angaben über vorhandene Fachabteilungen, Bettenzahl, Zimmerausstattung, Anzahl der behandelten Patienten und deren Diagnosen, Komplikationsraten und viele andere Qualitätsmerkmale gemacht werden. Diese Aufzählung lässt schon vermuten, dass ein Qualitätsbericht keine leichte Lektüre ist. Tatsächlich erschweren unzählige Tabellen, seitenlange Statistiken und der oftmals gewaltige Umfang von mehreren hundert Seiten das Verständnis. Studien zeigen, dass bei diesen Qualitätsberichten selbst waschechte Gesundheitsprofis, die sich schon seit Jahren beruflich mit dem Thema befassen, an ihre Grenzen stoßen. Empfehlenswert sind daher aufbereitete und verständlich präsentierte Leistungs- und Qualitätsdaten, die Sie beispielsweise im Internet in der Weissen Liste, bei der AOK oder dem Klinikführer der TK finden (die genauen Internetadressen finden Sie im Anhang ab Seite 203). Um bei der Masse an bundesweiten Vergleichsdaten den Überblick zu behalten, sollten Sie Ihre Kliniksuche im Internet auf jeden Fall mit Hilfe dieser Checkliste eingrenzen.

Meine Ausgangssituation

- Suchen Sie ein Krankenhaus in Wohnortnähe bzw. in einem Umkreis von 50 km? Ist das Krankenhaus weiter entfernt, denken Sie über die Anreise für sich und Ihre Angehörigen nach.
- Suchen Sie ein Krankenhaus mit einer bestimmten Fachabteilung?

- Suchen Sie aufgrund einer Behinderung ein barrierefreies Krankenhaus?
- Wollen Sie zusätzlich Begleitpersonen im Krankenhaus unterbringen?
- Bestehen durch Ihre Religion oder Kulturzugehörigkeit besondere Anforderungen (Ernährung, Gebetsraum, Pflege)?
- Benötigen Sie eine Kinderbetreuung oder Unterrichtsmöglichkeiten?

Meine Diagnose und die geplante Operation

- Wie genau lautet Ihre Diagnose umgangssprachlich und als medizinischer Fachbegriff? (z. B. »Gelenkverschleiß des Hüftgelenks«)
- Welche Operation ist geplant? (z. B. Einbau künstliches Hüftgelenk)
- Wie soll operiert werden? (minimalinvasiv oder offen chirurgisch)
- Welche Untersuchungen werden gemacht? (z. B. Röntgen, MRT, Koloskopie)
- Welche Leistungen gibt es? (z. B. Physiotherapie, Ernährungsberatung, Selbsthilfegruppen)

Leistungsprofil und Qualität des Krankenhauses

- Welche Fachabteilungen gibt es im Krankenhaus?
- Welchen Schwerpunkt oder Spezialisierung haben diese Fachabteilungen?

- Welche Qualifikation, also besonderen Kenntnisse, haben die behandelnden Ärzte?
- Wie häufig wird eine bestimmte Untersuchung oder Operation jährlich durchgeführt (Fallzahl)?
- Wie hoch ist die bisherige Komplikationsrate bei meiner geplanten Operation?
- Wie viele Patienten werden von einem Arzt und Pfleger in der betreffenden Fachabteilung versorgt?
- Wie hoch ist die Patientenzufriedenheit in der Fachabteilung?
- Gibt es bei Zwischenfällen oder Behandlungsfehlern ein Beschwerdemanagement?
- Gibt es Informationen zur Hygienequalität, also Sauberkeit, den Hygienemaßnahmen und der Belastung durch Krankenhauskeime?

Ein Blick über den eigenen Tellerrand zeigt, dass Großbritannien beispielsweise ganz andere Wege zur Qualitätssicherung der ärztlichen Versorgung geht. Während ein deutscher Arzt, der einmal seine Berufszulassung erhalten hat, bis ans Ende seiner Tage Patienten behandeln darf, müssen Ärzte auf der Insel alle fünf Jahre ihre Behandlungsqualität nachweisen. Zur Verlängerung der Zulassung müssen Leistungsberichte, Fortbildungen und Bewertungen durch Patienten, Mitarbeiter und Kollegen vorgelegt werden. Obwohl die britischen Ärzte im internationalen Vergleich genauso gut behandeln wie Ärzte anderer Länder, verspricht man sich von dieser aufwendigen und teuren Kontrolle eine höhere Behandlungsqualität, weniger Kunstfehler und weniger Schadensersatzprozesse.

»So macht es Deutschland –
Du kannst es besser«

- Die Deutschen holen sich zu selten eine medizinische Zweitmeinung ein. 86 % wissen um ihr Recht auf eine Zweitmeinung, aber nur 46 % haben bisher davon Gebrauch gemacht.
- Die Deutschen betreiben nach ambulanten Operationen zu häufig Ärzte-Hopping, obwohl der Operateur seine Patienten am besten kennt und so besser helfen kann.

»Wahr oder falsch«

- Eine Zweitmeinung muss ich privat bezahlen.
- Eine stationäre Behandlung, bei der ich im Krankenhaus bleibe, ist immer besser als eine ambulante Operation, bei der ich noch am gleichen Tag nach Hause gehen kann.

Die Auflösung finden Sie auf den Seiten 226 – 229.

Im Krankenhaus

Keiner möchte gern ins Krankenhaus. Und wer im Krankenhaus ist, möchte nach seiner Behandlung recht schnell wieder entlassen werden. Das ist normal. Deshalb lautet die meistgestellte Frage im Krankenhaus: »Wann kann ich wieder nach Hause?«

Weil ich als Arzt im Krankenhaus arbeite und als Patient auch schon selbst dort war, weiß ich, dass man Mehrbettzimmer mit schnarchenden Nachbarn und geschmacksfreie Kantinenkost nicht länger braucht als unbedingt nötig.

Natürlich sucht sich niemand freiwillig einen längeren Aufenthalt im Krankenhaus aus. Meistens gibt es einen oder mehrere gute Gründe, im Krankenhaus zu sein: Medikamente, die über die Vene verabreicht werden müssen, eine Erkrankung, deren Behandlung lückenlos und streng überwacht werden muss, oder Beschwerden, mit denen Sie unmöglich allein zu Hause bleiben können.

Daher zeigen die meisten Patienten auch Einsicht in die Notwendigkeit, ein paar Tage im Krankenhaus zu verbringen. Wie gesagt, »die meisten Patienten«. Denn hin und wieder begegnet man Menschen, die zu einer völlig anderen Einschätzung ihrer Situation gelangen.

Unvergessen bleibt ein aufgeregter Anruf der Stations-
krankenschwester Elke während meines Nachtdienstes
in der Klinik. Der Patient von Zimmer 3, Herr Heuer,
hätte sich gerade in Nachthemd und Badelatschen auf
den Weg zur Bushaltestelle gemacht, und ich sollte ihn
doch unbedingt wieder zurückholen. Dabei hatte ich
Herrn Heuer erst morgens in der Notaufnahme
kennengelernt, als dieser mit einem akuten Herzinfarkt
eingeliefert und direkt in den Operationssaal zur
Erweiterung seiner verengten Herzgefäße geschoben
wurde. Nach der Operation trug er im Bereich der
Leiste einen Druckverband an genau der Stelle, von wo
aus der operative Eingriff am Herzen durchgeführt
wurde. Um mögliche Blutungen oder weitere Herz-
rhythmusstörungen rechtzeitig zu erkennen, werden
Patienten mit einem frischen Herzkatheter lückenlos
überwacht. Aber das interessierte Herrn Heuer wenig.
Seiner Meinung nach war das Problem nun doch
schließlich behoben und außerdem würde morgen
seine neue Garagentür angeliefert werden. Da könnte
er doch unmöglich im Krankenhaus bleiben und den
Liefertermin platzen lassen. Da ich während meines
Gesprächs mit Herrn Heuer keine Demenz, geistige
Einschränkungen oder sonst irgendeine angeborene
Intelligenzminderung erkennen konnte, hing die gesamte Situation am seidenen Faden der zwischen-
menschlichen Kommunikation. Im Laufe der Jahre
hatte ich schon so manch fluchtbereiten Patienten von
dem Sinn seines Aufenthalts im Krankenhaus überzeugen können, aber in Herrn Heuer sollte ich meinen

Meister finden. Vom einfühlsamen Zuhören bis zum befehlsartigen Kasernenton – Zuckerbrot und Peitsche zeigten keinerlei Wirkung. Nach geschlagenen 20 Minuten kam Elke, sah das Buch in Herr Heuers Bademanteltasche und sagte: »Was halten Sie davon, wenn ich Ihnen noch ein wenig aus Ihrem Buch vorlese, und dann sehen wir morgen weiter?« Milde lächelnd nannte Herr Heuer eine Seitenzahl und schlenderte mit Elke zurück auf Zimmer 3. Seitdem gehört die Frage: »Kann ich Ihnen noch für 10 Minuten etwas vorlesen?« zum festen Bestandteil meiner Überzeugungsstrategien für hartgesottene Klinikflüchtlinge.

Um Ihre Behandlung im Krankenhaus so angenehm und reibungslos wie möglich zu gestalten, können Sie schon im Vorhinein eine ganze Menge tun. Sie werden staunen, welch kleine Tipps und Tricks Ihren Aufenthalt im Krankenhaus erheblich erleichtern können. Dazu klären wir als Erstes: Was muss mit, was bleibt zu Hause und was erwartet mich im Krankenhaus?

Ich packe meinen Koffer

Ihren Aufnahmetermin bekommen Sie schriftlich mitgeteilt. Am Tag vor der Aufnahme kann es auch passieren, dass Sie angerufen werden, um die genaue Station mitgeteilt zu bekommen oder an Ihre Medikamente und

145

andere Besonderheiten erinnert zu werden. Als Check-Liste für Ihre Aufnahme haken Sie bitte die folgenden Punkte ab:

- ☐ Überweisung bzw. Einweisung Ihres behandelnden Arztes
- ☐ Versichertenkarte Ihrer Krankenkasse
- ☐ Erklärung zur Kostenübernahme bei privater Krankenversicherung
- ☐ Personalausweis oder Reisepass
- ☐ Patientenordner inklusive sämtlichen medizinischen Befunden, Röntgenbildern, Arztbriefen und Unterlagen zu vorangegangenen Klinikaufenthalten, Allergiepass, Medikamentenausweis, Impfausweis.

Nur wenn Sie Ihre Unterlagen vollständig bei sich haben, können Sie Lücken in der Diagnostik und aufwendige Doppeluntersuchungen vermeiden. Wenn Sie schon wissen, dass Sie mehrere Tage im Krankenhaus verbringen, sollten Sie folgende Dinge dabeihaben:

- ☐ Alle Medikamente, die Sie regelmäßig einnehmen für mindestens zwei Tage (einmal für den Aufnahmetag und einmal, falls Sie am Entlassungstag spät nach Hause kommen und die Apotheke schon geschlossen hat).
- ☐ Nur das Wichtigste an Gepäck (Waschtasche, Bademantel, Trainingsanzug, Hausschuhe).
- ☐ Persönliche Gegenstände wie Brille, Hörgerät oder Schreibzeug.
- ☐ Etwas Geld für Telefonkarten, Zeitschriften oder die Cafeteria.

- [ ] Lassen Sie Wertgegenstände wie Schmuck, Uhr oder größere Geldbeträge zu Hause oder im Schließfach in der Klinik.
- [ ] Alles, was Sie brauchen, um sich gut unterhalten zu fühlen: Bücher, Magazine, Rätsel, Tablet oder Smartphone.
- [ ] Telefonnummern von Personen, die sich um Ihre Kinder/Haustiere/Pflanzen und/oder Post kümmern.

Am Aufnahmetag lernen Sie nicht nur die Station und Ihr Zimmer kennen. Es erwarten Sie das Aufnahmegespräch, eine Patientenschulung, ein Aufklärungsgespräch mit dem Narkosearzt, falls eine Operation ansteht, und Untersuchungen bzw. Gespräche mit verschiedenen Ärzten, die alle der Vorbereitung Ihrer Behandlung dienen. Am Ende wird das Besprochene in einem kurzen Bericht zusammengefasst. Diese »Einverständniserklärung« sollten Sie erst unterschreiben, wenn Sie alles verstanden haben und keine weiteren Fragen mehr haben. Zögern Sie also nicht nachzufragen, wenn Ihnen etwas unklar ist. Von dem chirurgischen Eingriff werden Sie wenig mitbekommen. Bestens überwacht, bekommen Sie nämlich ein Schlafmittel und werden erst wieder im Aufwachraum zu Bewusstsein kommen. Selbst bei ausschließlich regionaler Betäubung des Operationsgebietes werden Sie meist ein Mittel bekommen, was Sie schlummern lässt. Sobald Ihr Kreislauf wieder stabil ist, geht es zurück auf Ihr Zimmer, und Sie können sich in aller Ruhe erholen. Während der weiteren Tage im Krankenhaus erwartet Sie der immer gleiche Ablauf:

Ausschlafen ist aus organisatorischen Gründen leider nicht drin – der Tag beginnt sehr früh. Dafür gibt es Frühstück ans Bett, und Sie müssen das Geschirr nicht einmal selbst abräumen. Die tägliche Visite findet noch am Vormittag statt, bevor pünktlich um 12 Uhr das Mittagessen bereitsteht. Natürlich dürfen Sie nun auch jederzeit Ihre Familienangehörigen, Freunde und Bekannte empfangen. Gegen 18:00 Uhr bekommen Sie das Abendessen serviert, ab 20:00 Uhr beginnt die Ruhezeit und am nächsten Tag beginnt wieder alles von vorn.

Wenn bei der täglichen Visite nicht immer der Chefarzt dabei ist, machen Sie sich keine Sorgen. Die angeblichen Vorzüge der Chefarztbehandlung werden ohnehin überschätzt. Offenbar scheinen Patienten unter der Abwesenheit von Fachexperten viel weniger zu leiden als bisher angenommen. Im Gegenteil. Erst kürzlich haben Gesundheitsforscher der renommierten Harvard Medical School über einen Zeitraum von 10 Jahren die Sterblichkeit in den ersten 30 Tagen nach der Einweisung ins Krankenhaus untersucht und dabei beobachtet, dass – jetzt halten Sie sich fest – Patienten häufiger überlebten, wenn die Herzspezialisten auf Kongress- oder Dienstreisen unterwegs waren. Außerhalb der Kongresszeiten war die Sterblichkeit tatsächlich leicht erhöht.[43] So scheint also das Risiko eines Experteneingriffes den tatsächlichen Patientennutzen in einigen Fällen sogar zu übersteigen.

Augen auf im Krankenhaus –
Stürze und Keime wirkungsvoll vermeiden

Die fremde Umgebung im Krankenhaus sorgt für eine ganze Reihe von Herausforderungen. Sobald man das gewohnte häusliche Umfeld verlässt, spielt sich eigentlich immer dasselbe ab: Wo war doch gleich die Fernbedienung? Wie ging das Fenster noch mal auf? Und warum gibt es auf dem Weg zur Toilette plötzlich nur eine Tür? Genau aus diesen Gründen fahre ich nicht gerne auf Kongresse, sondern verbringe meine Zeit lieber im Krankenhaus bei meinen Patienten, online mit Patienten oder natürlich bei der Familie. Trotzdem gibt es immer wieder Zeiten, in denen ich sehr viel unterwegs bin. Manchmal wache ich morgens im Hotelbett auf und habe schon vergessen, in welcher Stadt ich gerade bin. Diese Notlage würde mein Großvater als Erste-Welt-Problem bezeichnen. So richtig schlimm wurde es aber erst vor kurzem, als ich nach drei Nächten mein Hotelzimmer räumen musste, weil die komplette Etage für einen prominenten Gast gesperrt wurde (ich habe nie herausgefunden, wer mir das angetan hat). Also verbrachte ich die letzte Nacht vor meiner Abreise in einem anderen Zimmer. Ist Ihnen schon einmal aufgefallen, dass in diesen großen Hotels alle Zimmer gleich sind? Zimmergröße, Wandfarbe, Bettwäsche und Klopapier – alles fast gleich. Der einzige Unterschied zu meinem vorherigen Zimmer lag im Grundriss, der war nämlich spiegelverkehrt. Ich bin in meinem Leben genau zweimal gegen eine Wand gelaufen, wobei sich beide Begegnungen in dieser einen Nacht abspielen sollten. Der Macht der Gewohnheit hatte ich es zu verdanken, dass ich schlaftrunken gegen Wände lief, wo in den Nächten zuvor eigentlich eine Tür war. Auch wenn man sich im Laufe des Lebens angeblich 80-mal den Zeh bricht, nach dieser Nacht war ich mir mehr als sicher, nur noch 78 Freiversuche zu haben.

Bei diesem Hotelaufenthalt habe ich nicht nur gelernt, wie schnell man Gewohnheiten entwickelt, sondern auch, wie schmerzhaft diese sein können. Deshalb ist es überhaupt nicht verwunderlich, dass viele Patienten während ihres Aufenthalts im Krankenhaus stürzen, sich stoßen oder auch einmal etwas brechen. Schließlich erhöhen körperliche Einschränkungen nach der Operation, fehlende Bewegung und die fremde und ungewohnte Umgebung das Risiko für derartige Unfälle. Dabei haben Stürze gerade bei älteren Patienten oftmals schwerwiegende Komplikationen, unnötige Schmerzen und längere Krankenhausaufenthalte zur Folge. Um ein erhöhtes Sturzrisiko zu haben, müssen Sie aber gar nicht besonders alt sein. Starke Medikamente oder tagelange Bettruhe treiben selbst bei jungen Menschen den Kreislauf in den Keller und können einem so den Boden unter den Füßen wegziehen.

Beachten Sie daher die folgenden **Tipps, um Stürze zu vermeiden:**

- Bevor Sie aufstehen, richten Sie sich zunächst langsam auf und bleiben Sie dann einen Moment auf der Bettkante sitzen.

- Gehen Sie niemals im Dunkeln. Schalten Sie das Licht an, noch während Sie im Bett liegen, auch wenn der Bettnachbar meckert.
- Laufen Sie immer in rutschfesten, geschlossenen Schuhen.
- Stützen Sie sich an Haltegriffen und Handläufen ab, aber *nicht* auf dem wackligen Nachttisch oder am rollenden Infusionsständer.
- Nutzen Sie *jede* Möglichkeit, aufzustehen und sich zu bewegen, soweit Ihr Gesundheitszustand es zulässt.
- Ihre Bewegungssicherheit wächst nur durch Training. Lassen Sie sich erklären, wie Sie selbst am besten aktiv werden können.

Auch wenn es viele Hinweise und Tipps gibt, wie Sie Ihren Aufenthalt im Krankenhaus möglichst sicher und erfolgreich gestalten können, gilt die Faustregel, dass Sie nur dann ins Krankenhaus gehen sollten, wenn es unbedingt sein muss.

Das wusste auch Frau Meyer, eine hochbetagte Dame, die mit ihren fast 100 Jahren noch immer selbstständig im eigenen Haus in Blankenese lebte und jeden Morgen von ihrer Terrasse aus den Blick auf die Elbe genoss. Ihren letzten Arztbesuch vor über 20 Jahren hatte sie schon lange vergessen. Trotzdem sie also für ihr Alter topfit war, konnte das Herz von Frau Meyer in letzter Zeit mit den vielen Treppenstufen in ihrem Haus nicht mehr so recht mithalten. Die Belastung durch das viele Treppensteigen war zu hoch, was bei Frau Meyer zu dick geschwollenen Beinen führte, die bereits erste Hautschäden zeigten. Ich erklärte ihr die medizinische Situation und dass es sinnvoll wäre, einige Tage im Krankenhaus zu bleiben, um ihr wirklich helfen zu können. Frau Meyer verstand ihre Lage sehr gut und wusste, dass es zu Hause nicht von allein besser werden würde. Trotzdem bereitete ihr die Vorstellung, einige Tage im Krankenhaus zu verbringen, große Angst. Sie hatte ja davon gehört, dass sogenannte Krankenhauskeime, also besonders hartnäckige Bakterien, gegen die herkömmliche Antibiotika unwirksam sind, vor allem in Krankenhäusern auftreten. Gemeinsam überlegten wir, wie sie sich am besten gegen die Keime schützen könnte. Schließlich erinnerte sich Frau Meyer an einen alten Hebammen-Spruch ihrer Mutter. Fortan musste sich jeder, der an ihr Bett trat, zuerst die Hände waschen. Egal ob Krankenpflegerin, Physiotherapeut oder Chefarzt, jedem, der auch nur ihr Zimmer betrat, rief sie entgegen: »Waschen Sie sich bitte die Hände, bevor Sie mir diese Bazillen ans Bett bringen.« Wurde dieser Wunsch nicht befolgt, gab es ein ordentliches Donnerwetter. Am Entlassungstag lächelte sie mich erleichtert an und verließ das Krankenhaus voller Vorfreude auf ihren Garten mit Elbblick.

Auch wenn das Händewaschen eine sehr wichtige Maßnahme zur Vorbeugung von Krankenhausinfektionen ist, kann es keine absolute Sicherheit geben. Zwar ist der direkte Hautkontakt der häufigste und wichtigste Übertragungsweg, aber der Kontakt mit kontaminierten Gegenständen bzw. Oberflächen und die Übertragung über den Luftweg bieten noch viele weitere Gründe, warum in Deutschland jährlich bis zu 30.000 Patienten an Krankenhauskeimen sterben. Um sich die Größenordnung dieser Zahl einmal vorzustellen, hilft der Vergleich mit den jährlich etwa 3.000 Verkehrstoten in Deutschland. Das bedeutet, dass zehnmal mehr Menschen durch Krankheitserreger sterben, die sie sich im Krankenhaus eingefangen haben, als durch Auto- und Fahrradunfälle. Oftmals sind schon einfachste Wunden tödlich, weil einige Erreger durch die bekannten Antibiotika nicht mehr wirksam bekämpft werden können. Um sich vor resistenten Keimen, bei denen keine oder nur wenige Medikamente wirken, zu schützen, können Sie einige Dinge beachten. Vor Ihrem Krankenhausaufenthalt sollten Sie sich über die Qualität und Hygiene des Krankenhauses, also über die klinische Sauberkeit informieren. Stellen Sie dazu Ihrem Arzt folgende Fragen oder recherchieren Sie selbstständig nach Qualitätsberichten Ihres Krankenhauses im Internet:

- Gibt es in Ihrem Krankenhaus einen Hygienebeauftragten, der Ihre Fragen beantworten kann?
- Sind vor den Patientenzimmern und den Behandlungsräumen Desinfektionsspender angebracht?
- Welche Maßnahmen verfolgt das Krankenhaus, um die Händedesinfektion zu gewährleisten? Die meisten Keime werden durch die Hände des Krankenhauspersonals übertragen.

Wenn etwas schiefgeht –
Behandlungsfehler und Patientenrechte

Auf Familienfeiern, bei Onlineberatungen oder im Gespräch mit Patienten klingt es oftmals fast schon wie eine Anklage: Ärzte machen Fehler! Aber weil Irren menschlich ist, machen wir alle Fehler. Und weil Ärzte auch nur Menschen sind, lautet die Frage nicht ob, sondern wann und wobei Ärzte Fehler machen. Das Problem ist nur, dass Fehler insbesondere in der Medizin einen so schlechten Ruf haben, dass man höllisch aufpasst, überhaupt erst keinen Fehler zu machen. Und falls einem doch mal ein Fehler unterläuft, am besten nicht darüber spricht. Verschärfend kommt hinzu, dass man als Arzt in den meisten Situationen auf sich selbst gestellt ist. Glauben Sie mir, ich habe schon zu oft gesehen, wie am falschen Auge operiert, Krebsgeschwüre übersehen oder Medikamente mit ähnlichem Namen einfach verwechselt wurden. Als wäre das nicht schon schockierend genug, besteht der größte Fehler allerdings darin, dem Patienten anschließend die wildesten Ausreden aufzutischen oder das versammelte Kollegium lautstark zusammenzufalten. Weil Fehler also nie ganz ausgeschlossen werden können, ist der Umgang mit ihnen umso entscheidender.

Zu der Zeit, als ich viele Schmerzbehandlungen durchgeführt habe, standen ich und das Team zeitlich immer unter Druck. Es zählte nur, wie gut und vor allem wie zügig die Behandlungen abliefen. Unter diesen Bedingungen genügen schon kleinste Irritationen oder

Abweichungen von der Routine, und der Fehler ist passiert. Wie schnell das geht und woran es wirklich lag, merkt man dann selbst oft erst im Rückblick. So auch an dem Tag, als meine Assistentin Nadja, von den Schulproblemen ihres Sohnes belastet, völlig durch den Wind war. Ihre Anspannung und der Stress führten dazu, dass sie sich nur schwer konzentrieren konnte. Bereits an dieser Stelle hätte ich die Abläufe ändern müssen. Aber da Nadja schon viele Jahre mehr Berufserfahrung hatte als ich, war ich mir sicher, dass alles klappen wird. Das war der erste Fehler. Der nächste Fehler fiel gar nicht mir selbst auf, sondern der Patientin, als ich ihr eine acht Zentimeter lange Nadel in den Rücken bis zur Wirbelsäule schieben wollte, um dort das Schmerzmittel zu injizieren. Alles war vorbereitet, und die Stelle am Rücken wurde von Nadja wie immer vorbildlich mit einem schwarzen Filzstift markiert. Doch beim ersten kleinen Piks durch die Haut sagte die Patientin: »Komisch, das fühlt sich an, als wäre es rechts?!« Das war der zweite Fehler. Mit aufgerissenen Augen schaute ich zu Nadja, und wir wussten sofort, was schiefgelaufen war. Ich erklärte der Patienten, dass ich nun kurz pausieren und noch einmal alles überprüfen werde. Natürlich hätte die Nadel links gesetzt werden müssen. Ich entschuldigte mich aufrichtig für diesen Fehler und bedankte mich für ihre Aufmerksamkeit. Sofort erklärte ich der Patientin, dass ich die falsche Seite gewählt hatte und bis auf einen kleinen Stich in der Haut nichts Schlimmes passiert sei. Daraufhin stimmte die Patientin zu, mit der Behandlung auf der richtigen Seite fortzufahren. Für den offenen Umgang mit dieser Situation bedankte sie sich am Ende sogar bei mir. Seit diesem Tag überprüfe ich zur gegenseitigen Absicherung zusammen mit meinem Team vor jedem Eingriff die geplante Behandlungsseite nach dem Vier-Augen-Prinzip.

Nicht immer sind die Konsequenzen und Ursachen eines Behandlungsfehlers so eindeutig wie in diesem Fall. Anfang des Jahres 2012 titelte die *Bild*-Zeitung: »1.712 Tote durch Ärztepfusch« und bezog sich dabei auf die kurz vorher veröffentlichte Todesursachen-Statistik des Statistischen Bundesamtes. 1.712 Todesfälle klingen erst einmal durchaus schockierend. Aber es fehlte die Bezugsgröße von knapp 19 Millionen stationären Behandlungen pro Jahr. Dadurch hat der Leser keine Chance, die Zahl wirklich einzuordnen. Darüberhinaus kann man durch die Statistik allein noch keine Rückschlüsse auf die genauen Ursachen der Behandlungskomplikationen oder Fehlverhalten, also den »Pfusch« der Ärzte ziehen. Trotzdem: Solche Schlagzeilen wirken! Nicht nur das Vertrauen in die Ärzteschaft leidet unter solchen Fehlinterpretationen, auch die Zuversicht und Hoffnung der Patienten auf kompetente Hilfe werden strapaziert.

Eine europaweite Befragung aus dem Jahr 2005 ergab, dass 72 % der Deutschen medizinische Fehler als ein wichtiges Problem ansehen. Und das, obwohl wissenschaftliche Studien zum tatsächlichen Ausmaß des Problems zeigen, dass die Wahrscheinlichkeit eines Behandlungsfehlers mit Todesfolge im Krankenhaus bei gerade einmal 0,1 % liegt.[44] Nur in den seltensten Fällen enden Behandlungsfehler tödlich. Viel öfter heißt es: »Es tut mir sehr leid, aber bei Ihrer Operation wurde der Sehnerv verletzt« oder »Wir haben Sie aus bisher ungeklärten Gründen mit einem anderen Patienten verwechselt, und Sie deshalb am linken statt am rechten Sprunggelenk operiert«.

Auch wenn die geschätzten 1.700 Todesfälle durch Behandlungskomplikationen oder -fehler zunächst vermeidbar scheinen, haben unerwünschte Ereignisse nur in absoluten Ausnahmefällen eine einzelne Ursache. Fehleranalysen belegen, dass oftmals eine Vielzahl von hintereinander auftretenden Fehlern, also organisatorische Defizite, fehlerhafte Prozessabläufe oder durch Zeitdruck ausgelöste Unaufmerksamkeiten, zusammenkommen. Deshalb kann eine einfache OP-Sicherheits-Checkliste schon dabei helfen, operationsbedingte Komplikationen bis zur Hälfte zu reduzieren.[45]

Was aber neben einer professionellen Behandlung im Krankenhaus am meisten zählt, ist meiner Erfahrung nach ein guter zwischenmenschlicher Umgang. Immer wieder erlebe ich, dass eine gute Stimmung zwischen Ärzten, Krankenschwestern und Patienten einen positiven Einfluss auf die Genesung hat. Menschliche Wärme und Geselligkeit sind auch im Krankenhaus möglich und können den Heilungsprozess wirkungsvoll unterstützen.

Dass viele Patienten eine eher lockere und aufmuntern-
de Atmosphäre bevorzugen, wurde mir erst durch Frau
Hohenfels, eine wohlhabende Dame mittleren Alters,
klar, die als Privatpatientin in einem luxuriösen Einzel-
zimmer am Flurende der Station untergebracht war.
Alles war perfekt: beruhigende Wandfarben, sanfte
Zimmerbeleuchtung, lederbezogene Besuchersessel,
Breitbildfernseher und Verpflegung vom Sternekoch.
Selbst der grüne Ausblick aus dem Krankenbett in den
Park sollte die Genesung stärker unterstützen als zum
Beispiel auf das gegenüberliegende Parkhaus zu starren.
Aber obwohl alles perfekt war, wirkte Frau Hohenfels
sehr verhalten und zurückgezogen, weshalb der Umgang mit ihr eher förmlich und distanziert ausfiel. Während wir also im Team und mit den anderen Patienten
eine gute Zeit hatten und viel lachten, blieb Frau Hohenfels in ihrem Einzelzimmer irgendwie immer außen
vor. Nach einigen Tagen auf unserer Station bat sie
nach der morgendlichen Visite, mich noch einmal kurz
allein sprechen zu dürfen. Ich rechnete mit Kritik oder
irgendwelchen Beschwerden, aber stattdessen war ihr
einziger Wunsch, doch bitte die Zimmertür geöffnet zu
lassen, weil sie dem lebendigen Treiben auf dem Flur
so gerne lauscht und mag, wie wir miteinander lachen
und den anderen Patienten aufmunternde Sprüche ver-
passen. Natürlich gilt dabei »Spaßen in Maßen«. Auch
wenn Sie es mir nicht glauben, aber Patienten, die sich
das Leben nehmen wollten oder todkrank sind, können
am besten über sich lachen. Für mich ist ein Krankenhaus eben noch nicht der Friedhof, sondern mein

> Arbeitsplatz und ein Platz, wo Menschen gesund wer-
> den sollen, und da muss auch gute Laune erlaubt sein.

Auch wenn es kein Recht auf gutgelauntes Personal gibt,
sollten Sie während Ihrer Zeit im Krankenhaus Ihre wichtigsten Patientenrechte kennen. Zum Beispiel umfasst Ihr
Recht auf Selbstbestimmung:

- Sie dürfen grundsätzlich nur mit Ihrer Zustimmung
  medizinisch behandelt werden.
- Falls bei einer Erkrankung die Möglichkeit besteht,
  dass Sie nicht mehr in der Lage sind, über Ihre Behandlung selbst zu entscheiden, sollten Sie vorher in
  einer Patientenverfügung festlegen, welche Behandlungsschritte Ihre Ärzte bei Ihnen durchführen dürfen oder unterlassen sollen.
- Sie können Vertrauenspersonen bestimmen, die in
  ausstehende Entscheidungen einbezogen werden
  müssen.

Ihr Recht auf Information sichert Ihnen zu, dass Ihr Arzt
Sie so informieren muss, wie es Ihrem Krankheitszustand,
Ihrer Persönlichkeit und Ihrer momentanen Verfassung
entspricht. Er muss auf Ihre Fragen eingehen und seine
Aussagen für Sie verständlich formulieren. Dabei sollten
Sie Informationen erhalten über:

- Ihren Gesundheitszustand
- Ihre Diagnose und verschiedene Behandlungsmöglichkeiten

- bekannte Risiken und Folgen von Untersuchungen und Behandlungen
- Ihre erforderliche Mitwirkung für eine erfolgreiche Behandlung
- Kosten Ihrer medizinischen Versorgung, die Sie voraussichtlich tragen müssen.

Darüber hinaus haben Sie ein Recht auf:

- eine Kopie Ihrer Krankenakte
- bestmögliche Schmerzbehandlung
- Kontakte und Besuche
- seelsorgerische Betreuung und psychologische Unterstützung
- Wahrung Ihrer Intimsphäre.

Behandlungsfehler – ja oder nein?

Zunächst einmal kann jede nicht sorgfältige, nicht richtige oder nicht zeitgerechte ärztliche Behandlung, die dem einzelnen Patienten schadet, ein medizinischer Behandlungsfehler sein. Die Zahl der nachgewiesenen Behandlungsfehler wird in Deutschland derzeit auf 12.000 Fälle pro Jahr geschätzt. Hierbei liegt die Betonung auf »nachgewiesen«, weil niemand weiß, wie hoch die tatsächliche Zahl, die sogenannte Dunkelziffer, in Wirklichkeit ist. Behandlungsfehler können in verschiedenen Bereichen der Gesundheitsversorgung vorkommen: in

Krankenhäusern und ambulanten Kliniken, Arztpraxen, ambulanten Pflegediensten, Pflegeheimen und in der häuslichen Umgebung eines Patienten. Medizinische Fehler und unerwünschte Ereignisse in der medizinischen Versorgung von Patienten sind einerseits auf individuelle Faktoren der Ärzte und anderen Mitarbeiter wie z. B. Ablenkung, Müdigkeit, mangelnde Aufsicht, unzureichendes Ressourcenmanagement oder falsche Diagnosestellung und andererseits auf Umgebungsbedingungen, organisatorische Faktoren (Ablauf, Verfahren), technisch unzulängliche Geräte und fehlende Zusammenarbeit der Mitarbeiter zurückzuführen.

Wenn Sie den Verdacht haben, dass bei Ihnen ein Behandlungsfehler vorliegt, sollten Sie zunächst das Gespräch mit Ihrem behandelnden Arzt suchen. Grundsätzlich ist Ihr Arzt nicht zur Selbstanzeige verpflichtet, wenn ein Fehler oder Zwischenfall nicht zu einem Schaden geführt hat. Das ist übrigens ein entscheidender Punkt: Nicht jeder Fehler endet in einer Katastrophe. Die meisten Fehler können wieder ausgebügelt werden, vor allem, wenn alle wissen, dass ein solcher Fehler passiert ist. Bei einem Zwischenfall mit Schaden müssen Sie hingegen informiert werden. Dann muss Sie Ihr Arzt darüber aufklären, was genau passiert ist, wie es dazu kommen konnte und wie die erforderliche Folgebehandlung abläuft. Dabei darf und sollte Ihr Arzt sein Mitgefühl bzw. Bedauern ausdrücken und sich auch entschuldigen.

Wenn Sie ein Gespräch über einen Behandlungsfehler mit Schadensfolge führen, beachten Sie die folgenden Hinweise[46]:

- Fragen Sie nach einem Leitfaden, in dem das Vorgehen der Einrichtung im Falle eines Behandlungsfehlers genau beschrieben und festgelegt ist.
- Führen Sie das Erstgespräch innerhalb von 24 Stunden, um unnötige Verzögerungen und das Entstehen von Misstrauen zu vermeiden.
- Achten Sie auf eine gute Gesprächsatmosphäre in einem ruhigen Raum ohne Störungen und ausreichend Zeit. Mehrbettzimmer, Stationsflure oder die Cafeteria sind für solche Gespräche völlig ungeeignet.
- Beteiligen Sie einen Angehörigen oder Vertrauten an dem Erstgespräch, um trotz Ihrer starken Betroffenheit sinnvoll kommunizieren zu können.
- Bitten Sie Ihre Begleitperson ebenfalls, das Gespräch zu protokollieren und das Protokoll am Ende mit Datum, Uhrzeit und den Unterschriften aller Beteiligten gegenzeichnen zu lassen.
- Sammeln Sie alle Informationen, wer, wann, was getan oder gesehen haben soll. Versuchen Sie einen möglichst lückenlosen, zeitlichen Ablauf der Ereignisse zu erstellen.
- Fragen Sie nach, ob der Vorfall der Haftpflichtversicherung gemeldet wurde, und lassen Sie sich die Kontaktdaten des Versicherers schriftlich notieren.
- Besprechen Sie am Ende das weitere Vorgehen: Fragen Sie nach Ihren zuständigen Ansprechpartnern und nach dem voraussichtlichen Zeitpunkt, wenn Sie über neue Erkenntnisse der Fehleranalyse informiert werden. Legen Sie den Termin für das nächste Gespräch fest.

Die wichtigste Grundlage, um den Verdacht eines Behandlungsfehlers aufzuklären, ist die Dokumentation Ihrer Behandlung. Da Sie grundsätzlich das Recht zur Einsicht in Ihre Krankenakte haben, sollten Sie diese unverzüglich einsehen und um eine Kopie bitten. Wenn Sie in Ihrem Krankenhaus keine Anlaufstellen oder Unterstützungsangebote im Umgang mit Behandlungsfehlern finden, seien Sie nicht überrascht. Eine Befragung des Aktionsbündnis Patientensicherheit zum Stand der Einführung von Risikomanagement-Prozessen offenbart, dass lediglich 22 % der deutschen Krankenhäuser einen Ablauf, also eine Art Notfallplan, definiert haben, wie Patienten oder deren Angehörige über schwere Behandlungsfehler informiert werden und welche weiteren Unterstützungsangebote wann bestehen. Bevor ein Arzt oder Krankenhausbetreiber für einen Behandlungsfehler aber tatsächlich Schadensersatz leisten muss, gibt es vier notwendige Voraussetzungen:

1. einen entstandenen Schaden
2. eine feststellbare Ursache dieses Schadens
3. ein fahrlässiges bzw. schuldhaftes Verhalten
4. eine eindeutige Abweichung dieses Verhaltens von einer Normalsituation.

Wenn Sie den Verdacht haben, dass Ihre medizinische Behandlung nicht fachgerecht durchgeführt wurde, und Sie diese vier Punkte belegen können, sollten Sie zur weiteren Durchsetzung Ihrer Forderung nach Schadensersatz oder Schmerzensgeld auf jeden Fall einen Rechtsbeistand suchen. Weitere Unterstützung können Sie über Ihre Krankenkasse erhalten, die mit einer Rechtsberatung helfen kann oder ein medizinisches Gutachten einholt. Auch Beratungsstellen wie z. B. die Unabhängige Patientenberatung Deutschland können durch eine kostenlose Telefonberatung wertvolle Hilfe bieten.

So gelingt mein Aufenthalt im Krankenhaus

Auch wenn es Ihnen während des Aufenthalts im Krankenhaus nicht so gut gehen sollte, versuchen Sie als mündiger Patient die Übersicht über alle medizinischen Maßnahmen zu behalten oder bitten Sie eine Vertrauensperson um Hilfe.

- **Fragen Sie nach und äußern Sie Ihre Bedenken.** Wann immer Sie sich nicht sicher sind, ob Sie Ihren Arzt richtig verstanden haben, fragen Sie nach und bitten Sie, es zu wiederholen. Wann immer Sie Bedenken oder offene Fragen haben, sprechen Sie diese unbedingt an.

- **Teilen Sie den behandelnden Ärzten und Krankenschwestern Ihre Gewohnheiten mit.** Stellen Sie sicher, dass Sie Ihren Arzt und das Pflegepersonal über Medikamente, die Sie einnehmen, Allergien, Unverträglichkeiten und andere gesundheitliche Besonderheiten informiert haben und diese Angaben schriftlich festgehalten wurden. Legen Sie Ihrem Arzt dazu Ihre Medikamentenliste (Vorlage im Anhang) vor.

- **Machen Sie sich während Ihres Krankenhausaufenthaltes Notizen.** Führen Sie ein Tagebuch über Ihr Befinden, durchgeführte Untersuchungen, neue Medikamente und Behandlungen. So können Sie Ihren Heilungsverlauf für sich selbst und Ihren Arzt mit Hilfe des folgenden Schmerztagebuchs dokumentieren. Die Zahl 0 kreuzen Sie an, wenn Sie überhaupt keine Schmerzen oder Symptome verspüren und die Zahl 10 kreuzen Sie an, wenn Sie bisher ungekannt starke Schmerzen haben.

- **Überprüfen Sie Ihre persönlichen Daten.** Soweit es Ihnen möglich ist, gleichen Sie vor einzelnen Untersuchungen, Behandlungen oder Medikamenteneinnahmen Ihren Namen und Ihr Geburtsdatum ab. Dass Sie mitunter öfter nach Ihrem Namen gefragt werden, soll Sie nicht verwirren, sondern nur Verwechslungen ausschließen. Begrüßen Sie daher Ärzte oder Pfleger, die noch nie an Ihrem Bett waren, mit Ihrem Namen. Sollten Sie unangekündigt Medikamente oder Untersuchungen erhalten, die nicht mit Ihnen besprochen wurden, fragen Sie nach, ob diese wirklich für Sie bestimmt sind und zu welchem Zweck.

- **Hände waschen nicht vergessen!** Es ist völlig in Ordnung, Ihren Arzt oder Ihre Krankenschwester zu fragen, ob sie sich die Hände desinfiziert haben, oder sie zu bitten, sich vor Ihrer Behandlung die Hände zu waschen.

- **Stellen Sie Fragen zu Ihrer Operation.** Sprechen Sie gemeinsam mit dem behandelnden Arzt bzw. Chirurg den Ablauf Ihrer Operation durch. Lesen Sie die Aufklärungsunterlagen zu Ihrer Behandlung oder Operation gründlich, notieren Sie Fragen und unterschreiben Sie nur, wenn Sie alles verstanden haben. Lassen Sie sich für Ihre persönlichen Unterlagen eine Kopie aushändigen. Unmittelbar vor der Operation bitten Sie Ihren Arzt, die zu operierende Stelle mit einem dicken Filzstift zu markieren. So schließen Sie Verwechslungen aus und können beruhigt in die Narkose fallen.

- **Mehr hören, mehr sehen.** Bitten Sie ein Familienmitglied, einen Vertrauten oder Freund, Ihr Arztgespräch zu begleiten, um Missverständnisse oder falsche Interpretationen zu verhindern.

- **Es ist wichtig, dass Sie über Ihre Medikamente Bescheid wissen.** Führen Sie eine Medikamentenliste, um stets einen Überblick über die Namen all Ihrer Medikamente sowie deren Wirkung, Art und Dauer der Anwendung zu haben. Lassen Sie sich immer von Ihrem Arzt erklären, warum, wann und wie lange Sie ein Medikament einnehmen sollen.

- **Sagen Sie, wenn Sie Schmerzen haben.** Nur dann kann Ihnen auch geholfen werden. Melden Sie sich umgehend, wenn Sie sich nach der Einnahme eines neuen Medikaments unwohl fühlen oder bislang nicht vorhandene Beschwerden auftreten.

Schmerztagebuch

0	1	2	3	4	5	6	7	8	9	10

Datum   Uhrzeit   Kommentare

0	1	2	3	4	5	6	7	8	9	10

Datum   Uhrzeit   Kommentare

0	1	2	3	4	5	6	7	8	9	10

Datum   Uhrzeit   Kommentare

0	1	2	3	4	5	6	7	8	9	10

Datum   Uhrzeit   Kommentare

0	1	2	3	4	5	6	7	8	9	10

Datum   Uhrzeit   Kommentare

0	1	2	3	4	5	6	7	8	9	10

Datum   Uhrzeit   Kommentare

0	1	2	3	4	5	6	7	8	9	10

Datum   Uhrzeit   Kommentare

- **Fragen Sie vor der Entlassung, wie Ihre Nachbehandlung aussieht und was Sie selbst tun können.** Stellen Sie vor Ihrer Entlassung sicher, dass ein Entlassungsgespräch stattfindet, in dem Sie alle notwendigen Informationen über Ihre einzunehmenden Medikamente, Verhaltensregeln, weiterbehandelnden Ärzte und Kontaktmöglichkeiten im Notfall erhalten.

Das Beste an einem Krankenhausaufenthalt ist mit Sicherheit aber die Entlassung. Jetzt nur noch schnell raus! Bevor Sie aber nach Hause können, führt Ihr Arzt noch ein Entlassungsgespräch mit Ihnen. Falls das aus irgendeinem Grund nicht passieren sollte, fragen Sie nach oder fordern Sie es notfalls aktiv ein. Dabei sollten Sie auf jeden Fall die folgenden Fragen ansprechen und sich entsprechende Notizen dazu machen[47]:

- Welche Medikamente muss ich einnehmen? Sind es dieselben, die ich im Krankenhaus erhalten habe oder eventuell andere?
- Muss ich bei der Einnahme der Medikamente etwas beachten (Tageszeit, Mahlzeiten, Nahrungsmittel, die sich nicht mit den Medikamenten vertragen)?
- Wer verschreibt mir die Medikamente und wie bekomme ich sie?
- An wen kann ich mich wenden, wenn ich Hilfe brauche (z. B. Pflege, Betreuung, Haushaltshilfe)?
- Welche Art der körperlichen Betätigung ist gut für mich und was sollte ich wie lange vermeiden?
- Was darf ich essen und trinken und was sollte ich wie lange vermeiden?

- Wann sind meine nächsten Termine?
- Wann erhalte ich den (vorläufigen) Arztbrief zur Weitergabe an meine Hausärztin/meinen Hausarzt?
- Ist meine Versorgung zu Hause (z. B. Pflegedienst, Essen auf Rädern) geregelt?
- Ist für alle nötigen Hilfsmittel (z. B. Gehhilfen) gesorgt? Bitten Sie gegebenenfalls um einen Pflegeüberleitungsbogen.

Ganz wichtig ist auch der Arztbrief bzw. Entlassungsbrief, den Sie bei Ihrer Entlassung bekommen. Dieser enthält Informationen über den Anlass und Verlauf Ihres Klinikaufenthaltes, so dass Ihr weiterbehandelnder Arzt Ihre Anschlussbehandlung optimal planen und mit Ihnen besprechen kann.

Alle Tipps und Ratschläge für einen gelungenen Krankenhausaufenthalt können Sie auch unter der Internetadresse *www.plattformpatientensicherheit.at* als Patientenhandbuch zusammengestellt kostenlos herunterladen.

> ### »So macht es Deutschland – Du kannst es besser«
>
> - Vor allem in der Nacht und am Wochenende zögern viele Patienten, bei Beschwerden den Arzt oder die Krankenschwester zu verständigen. Schlimmeres können Sie aber nur verhindern, wenn Sie sich rechtzeitig melden, anstatt durch falsche Zurückhaltung wertvolle Zeit zu verlieren. Warten Sie deshalb bei Beschwerden

in der Nacht niemals auf den Morgen und bei Beschwerden am Wochenende niemals auf den Montag.

- Die größte Quelle von Behandlungsfehlern sind Fehler bei der Einnahme von Medikamenten. Jährlich landen schätzungsweise zwei Millionen Patienten aufgrund von Arzneimittel-Nebenwirkungen in der Notaufnahme. Dabei passieren die meisten Fehler bei der Medikamentengabe im Krankenhaus, obwohl fast die Hälfte der Fälle vermeidbar wäre. Also kontrollieren Sie jede Einnahme doppelt, gleichen Medikamentennamen und Dosis mit Ihrem Medikamentenplan ab und führen sorgfältig Ihre Medikamentenliste.

»Wahr oder falsch«

- Knieschmerzen können durch eine Operation gelindert werden.
- Am Freitagnachmittag sind Operationen riskanter als am Montagmorgen.

Die Auflösung finden Sie auf den Seiten 226 – 229.

Wieder zu Hause

Zurück in den eigenen vier Wänden müssen Sie jetzt an vieles denken und wichtige Dinge beachten. Die korrekte Einnahme der Medikamente, Arzttermine koordinieren, regelmäßig zur Krankengymnastik gehen, medizinische Befunde und Arztbriefe sortieren und ablegen und auf eine gesunde Lebensweise achten – gleich wieder krank werden möchte ja schließlich auch niemand. Aber diesen vielfältigen Anforderungen stets selbstbewusst und kompetent gerecht zu werden kann einem auch schnell zu viel werden. Oft steht daher zu Hause am Anfang das ungute Gefühl, einem undurchschaubaren und übergroßen Gesundheitssystem ausgesetzt zu sein. Tatsächlich verlassen viele Patienten das Krankenhaus und stehen zu Hause im wahrsten Sinne des Wortes »dumm« da. Dabei ist die Operation doch gut gelaufen, man fühlt sich wieder fit und freut sich auf daheim. Trotzdem bekomme ich oft, vor allem online, die eine Frage gestellt: »Und was nun?«

Alles bleibt anders

Da kann es Ihnen gehen wie Herrn Jansen. Ein Mann wie ein Baum, der seit 24 Jahren bei einem großen

Teilehersteller für die Auto-Industrie am Fertigungs-
band stand und nun »Hüfte« hatte.

Nachdem Herr Jansen ein neues Hüftgelenk verpasst bekam und nach der Operation fleißig Treppensteigen und Balancieren übte, wurde er für alltagstaug-
lich befunden und mit einem Schulterklopfen nach
Hause entlassen. Alle mochten den herzlichen Kerl
»vom Band«, wie er sich bei jeder Gelegenheit selbst
vorstellte. Daheim kam er die Treppen hoch, konnte
selber Autofahren und auch bei der Arbeit »am Band«
lief alles wieder glatt. Nur hatte ihm mit seinem neuen
Hüftgelenk kein Arzt, kein Physiotherapeut und selbst
die Krankenschwester nicht gesagt, worauf er beim Sex
achten müsste, damit das neue Hüftgelenk nicht ver-
rutscht. Dabei lebte Herr Jansen doch in zweiter Ehe
mit einer 15 Jahre jüngeren Frau zusammen, und die
wäre seiner Auskunft nach nur dann »pflegeleicht,
wenn sie genug Liebe bekommt«.

Aus diesem Grund kehrte ein ratloser Herr Jansen
noch am Abend des Entlassungstages mit einem leicht
verschämten Blick in die Notaufnahme zurück und
fragte mich, ob ich ihm zügig erklären könnte, was
denn nun mit der Hüfte geht und was nicht, schließlich hätte er schon eine kleine blaue Pille eingeworfen.
Dass hier großer Aufklärungsbedarf besteht, liegt auf
der Hand. So wollen von 10 Patienten, die eine künst-
liche Hüfte erhalten haben, neun gerne über mögliche
Einschränkungen beim Sex reden. Tatsächlich sprechen aber nur zwei von zehn Ärzten solch ein kniffliges
Thema im Gespräch mit ihren Patienten an.

Locker und redegewandt, wie Herr Jansen daherkam, konnten wir die wichtigsten Verhaltensregeln in wenigen Minuten besprechen, bevor er sichtlich erleichtert die Notaufnahme verließ.

Neben möglichen Einschränkungen des Lebensstils treten die meisten Unsicherheiten aber im Zusammenhang mit der Einnahme von Medikamenten auf. Sicherlich werden auch Sie zu Hause im Rahmen Ihrer Behandlung weiterhin Medikamente einnehmen müssen. Dabei empfinden viele Menschen die tägliche Einnahme von Medikamenten als unangenehme Einschränkung der Lebensqualität. Das geht so weit, dass einer aktuellen Studie zufolge etwa ein Viertel der Befragten auf bare Lebenszeit verzichten würde, wenn sie dafür nicht täglich Tabletten schlucken müssten.[48] Zudem zeigen Untersuchungen, dass etwa die Hälfte der Patienten ihre verschriebenen Arzneimittel überhaupt nicht einnimmt.[49] Rezepte werden entweder gar nicht erst eingelöst, Medikamente nur gelegentlich eingenommen oder direkt im Arzneischrank endgelagert. »So tun Patienten oft nicht das, was Ärzte von ihnen erwarten und was sie ursprünglich selbst vorhatten«, kommentiert Wolfgang Himmel vom Institut für Allgemeinmedizin der Universität Göttingen die Situation. Die Sorge um Nebenwirkungen, Zweifel an der Wirksamkeit und das mit der täglichen Tabletteneinnahme verbundene Krankheits- bzw. Abhängigkeitsgefühl führen zu den vielfältigsten Widerständen gegenüber der empfohlenen Therapie.

Geben Sie unbedingt Ihrem Arzt Bescheid, falls Sie die verschriebenen Medikamente nicht einnehmen. Denn sonst kann es Ihnen wie Sybille gehen, einer unglaublich netten, aber auch etwas dickköpfigen Kassiererin eines großen Lebensmittel-Discounters.

Obwohl Sybille erst 42 Jahre alt war, hatte sie schon einige gesundheitliche Probleme, weshalb sie morgens vier, mittags eine und abends noch einmal drei Tabletten einnehmen musste. Dass niemand gerne Pillen schluckt und die regelmäßige Einnahme nervt, ist verständlich. Vor allem, wenn damit Erkrankungen wie Bluthochdruck behandelt werden, die nicht einmal weh tun. Da Sybille also keine spürbaren Vorteile erkennen konnte, warum sie nun jeden Tag eine Handvoll Pillen schlucken sollte und sich obendrein mit ihrer Pillenschachtel auch noch wie ihre »eigene Oma« fühlte, fällte sie den folgenschweren Entschluss, alle Medikamente kurzerhand in den Müll zu werfen. Sie wollte ein aktives Leben führen, Sport treiben, die Welt bereisen und vor allem kräftig feiern gehen – das passte nicht zum Leben einer Oma. Da sie ihren Hausarzt aber sehr gernhatte, wollte sie ihn nicht enttäuschen und verheimlichte ihren Entschluss. Schließlich »gibt er sich ja immer solche Mühe, damit es mir bessergeht«.

Ohne die Medikamente geriet jedoch ihr Blutdruck mit der Zeit außer Kontrolle, und sie verspürte starke Kopfschmerzen und Schwindel. Zudem sah sie immer öfter Blitze vor ihren Augen. Wenig später landete Sybille in der Notaufnahme und lag auf einer Trage vor mir. Bei der routinemäßigen Blutdruckmessung fiel mir fast die Brille von der Nase. Einen dermaßen hohen Blutdruck sieht man nicht alle Tage. Umgehend ließ ich mir aus der Hausarztpraxis ihre Akte in die Notaufnahme faxen. Aber dort stand schwarz auf weiß geschrieben, dass Sybille morgens, mittags und abends genau die richtigen Medikamente einnimmt. Ich war in Sorge. Vielleicht war der ungewöhnlich hohe Blutdruck nur das Warnzeichen einer viel schlimmeren, bisher unerkannten Erkrankung. Ich machte Sybille auf eine ganze Reihe von medizinischen Untersuchungen gefasst und bereitete die nötigen Dokumente und Laufzettel für den Diagnosemarathon vor. Nebenbei plauderten wir ein wenig und fast beiläufig meinte ich, dass es bei ihren Arbeitszeiten und so einem aktiven Privatleben bestimmt nicht immer ganz leicht sei, an so viele Tabletten zu denken. Da brach es aus Sybille hervor. Unter Tränen gestand sie, die Tabletten schon seit Jahren nicht mehr genommen zu haben. Weil sie sich eigenmächtig gegen die Tabletten entschieden hatte, blieb aber ihr Bluthochdruck komplett unbehandelt und kletterte immer weiter in die Höhe. Das erklärte auch, warum ihr Hausarzt immer stärkere Medikamente verschreiben musste und die Anzahl der Tabletten ständig erhöhte. Ich verabreichte ihr schließlich eine normale Einstiegsdosis, auf die sie sofort ansprach. Und während wir dem Blutdruck beim Sinken zuschauten, überlegten wir gemeinsam, wie sie ihrem Hausarzt die ganze Geschichte möglichst schonend beibringen könnte.

Der Beipackzettel –
ein ernst zu nehmender Gegner

Das größte Übel rund um die Medikamenteneinnahme ist für viele der Beipackzettel. Unglaublich lang, unverständlich und unlesbar. Aber trotzdem ist der Beipackzettel die zweitwichtigste Informationsquelle nach dem Arzt, wenn es um verschriebene Medikamente geht. Und davon gibt es immer mehr. Laut Wissenschaftlichem Institut der AOK schlucken die Deutschen inzwischen fast doppelt so viele Pillen wie noch vor 10 Jahren. Aber immer mehr Medikamente, insgesamt 37.900.000.000 Medikamenteneinnahmen jährlich, bedeuten auch immer mehr Beipackzettel. Und dieses von oben bis unten vollgedruckte dünne Faltpapier, von dem man nie weiß, wie man es wieder so zusammenfalten soll, dass es jemals in die Packung passt, verwirrt und verunsichert eher, statt aufzuklären und zu helfen. Eine Umfrage der Bundesvereinigung Deutscher Apothekerverbände aus dem Jahr 2011 hat ergeben, dass etwa die Hälfte der Befragten den Beipackzettel als unverständlich, zu kompliziert oder zu ausführlich empfindet und beim Lesen der Erklärungen sogar Angst bekommt. Falls Sie mir das nicht glauben, lesen Sie einmal den Abschnitt über »Sehr seltene Nebenwirkungen«. Dermaßen verunsichert landen dann viele Medikamente direkt im Müll oder werden überhaupt nicht eingenommen.

Weil man nach dem Lesen des Beipackzettels selten schlauer als zuvor ist, fassen ihn die meisten Patienten gar nicht erst an. Dabei gibt es durchaus einige Punkte, über

die Sie Bescheid wissen müssen und daher aus dem Beipackzettel herauslesen sollten (notfalls mit der Lupe) oder
mit Ihrem Arzt oder Apotheker besprechen sollten – wie
es immer so schön in der Werbung heißt.

Besonders wichtig sind die folgenden Fragen:

- **Wann** muss ich das Medikament einnehmen? Vor
  oder nach den Mahlzeiten?
- Wie viel muss ich von dem Medikament einnehmen?
- **Wie lange** muss ich das Medikament einnehmen?
- Welche **Warnhinweise** muss ich beachten? Darf ich
  zum Beispiel Auto fahren?
- Welche **Gegenanzeigen** (z. B. Schwangerschaft)
  verbieten mir die Einnahme?
- Welche **Wechselwirkungen** mit anderen Medika-
  menten können auftreten?
- Welche **Nebenwirkungen** bzw. unerwünschte Wir-
  kungen sind möglich?

Bedenken Sie dabei, dass die Angaben zur Häufigkeit von
Nebenwirkungen nicht dem alltäglichen Sprachgebrauch
entsprechen. Beispielsweise bedeutet »häufig« auf dem
Beipackzettel, dass von 100 Patienten höchstens neun
entsprechende Nebenwirkungen gezeigt haben. Bei einer
Umfrage auf der Einkaufsstraße würde wohl kaum
jemand das als »häufig« bezeichnen. Auf der langen Liste
möglicher Nebenwirkungen reicht die Häufigkeit, mit der
Nebenwirkungen auftreten können, aber von sehr häufig
bis sehr selten.

»sehr häufig« = mehr als 1:10
»häufig«   = 1:100
»gelegentlich« = 1:1.000
»selten«   = 1:10.000
»sehr selten« = weniger als 1:10.000

Am Ende ist der liebevoll genannte »Waschzettel« derart lang und unübersichtlich, weil die Hersteller gesetzlich verpflichtet sind, jeden Einzelfall peinlich genau aufzuführen, lückenlos sämtliche Inhaltsstoffe und Wirkungen lückenlos anzugeben und medizinische Hinweise für den Arzt zusammen mit den Patienteninformationen unterzubringen. Wenn Sie sich also unter diesen widrigen Bedingungen durch Ihren Beipackzettel gekämpft haben und danach den Eindruck haben, genauso schlau wie vorher zu sein, dann liegt das nicht an Ihnen. Bitten Sie lieber gleich Ihren Arzt oder Apotheker um eine Erklärung, falls Ihnen etwas unklar erscheint.

Seine Medikamente im Überblick zu behalten ist nicht immer einfach. Nicht ohne Grund nimmt etwa die Hälfte der Patienten ihre verschriebenen Medikamente nicht oder nicht richtig ein. Besonders wenn man, wie etwa ein Drittel der über 65-Jährigen, vier oder mehr Medikamente erhält. Dann liegen fünf unterschiedliche Medikamentenpackungen vor Ihnen, die in vier verschiedenen Dosierungen zu drei verschiedenen Tageszeiten eingenommen werden sollen. Keine leichte Aufgabe, aber eine wichtige. Denn gerade bei chronischen Erkrankungen ist die korrekte und regelmäßige Einnahme von Medikamenten oft die entscheidende Voraussetzung für eine erfolgreiche Behandlung.

So stand auch der bekannte Künstler Andreas Holmberg (gerade weil er bekannt ist, steht hier natürlich nicht sein richtiger Name) vor der täglichen Herausforderung, einige seiner verschriebenen Tabletten regelmäßig zu schlucken und andere nur ab und zu einzunehmen. Selbst beschrieb sich Herr Holmberg als eine Art Freigeist, der die Dinge als Bildhauer oft etwas anders sieht und manches dafür wiederum nicht so genau nimmt. Unter der strengen Aufsicht seiner Lebensgefährtin, ebenfalls Künstlerin, nahm er seine Medikamente jedenfalls regelmäßig ein. Sie las sich sogar alle Beipackzettel von vorne bis hinten durch und witzelte, dass das Lesen dieser umständlichen Texte eine beinahe meditative Wirkung auf sie ausübe. Trotzdem kam der Bildhauer eines Tages, begleitet von seiner treusorgenden Lebensgefährtin, zu mir in die Notaufnahme und berichtete von Beschwerden, die als Nebenwirkung eines seiner verschriebenen Medikamente bekannt sind. Im Gespräch versicherten mir die beiden aber immer wieder, alle Tabletten regelmäßig und stets korrekt einzunehmen. Irgendwie passte das alles nicht zusammen. Also gingen wir gemeinsam noch einmal alle verschriebenen Medikamente durch. Als ich die Liste so vorlas, geriet ich bei einem der Medikamente ins Stocken, woraufhin mich Herr Holmberg sofort fragte, welche Tabletten ich denn nun meinen würde. Damit war der Fehler gefunden: Zwei völlig unterschiedliche Medikamente hatten einen so ähnlichen Namen, dass Herr Holmberg aus Versehen die dreifache Dosis seines Antidepressivums einnahm und somit unter den Nebenwirkungen einer Überdosierung litt.

Damit Sie es besser machen können, finden Sie nun die wichtigsten Tipps und Hinweise rund um die richtige Medikamenteneinnahme.

- Notieren Sie **alle** Medikamente (verordnete und selbstgekaufte), die Sie derzeit einnehmen, auf einer Liste, die Sie fortlaufend aktuell halten. Nutzen Sie dafür die **Medikamentenliste** im Anhang dieses Buches.
- Legen Sie diese Liste bei jedem Arztbesuch vor.
- Zeigen Sie die Liste auch in Ihrer Apotheke, wenn Sie weitere Medikamente erhalten.
- Beachten Sie **alle** Hinweise zur Anwendung Ihrer Medikamente. Voraussetzung für eine sichere und wirksame Behandlung ist die korrekte Dosierung, Häufigkeit, Dauer und Zeitpunkt der Einnahme.
- Stellen Sie sicher, dass Sie **alle** Hinweise zur Medikamenteneinnahme richtig verstanden haben. Machen Sie sich Notizen und fragen Sie nach, wenn Sie sich unsicher fühlen.
- Nutzen Sie einen Wecker, Erinnerungsalarm im Handy, Klebezettel am Kühlschrank oder bitten Ihre Angehörigen um Erinnerung, damit Sie die Medikamenteneinnahme nicht vergessen. Auch Lupen,

Medikamentendosierer mit Tages- und Wochenunterteilung und Tablettenteiler sind hilfreiche Werkzeuge für eine **korrekte** Medikamentenanwendung.

- Achten Sie auf **neue Beschwerden** im Zusammenhang mit der Einnahme Ihrer Medikamente. Jedes Medikament kann Nebenwirkungen oder Wechselwirkungen mit anderen Medikamenten verursachen.

- Lassen Sie sich nicht vom Aussehen der Medikamentenpackung irritieren. Oft sind Medikamente anders verpackt oder sehen anders aus, weil Ihr Arzt und Apotheker dazu verpflichtet sind, Ihnen bei gleichem Wirkstoff ein preisgünstigeres Medikament zu geben.

- Fragen Sie Ihren Arzt regelmäßig, ob Sie immer noch alle verschriebene Medikamente weiterhin einnehmen müssen. Denn je weniger Medikamente Sie einnehmen müssen, desto weniger krank fühlen Sie sich.

Wer mitmacht, lebt besser

Ganz allgemein gilt, dass Ihr Behandlungserfolg umso höher ist, je stärker Ihre Erkrankung vom eigenen Mitmachen und Ihrer Therapietreue abhängt. Wenn Sie als Diabetiker Ihren Blutzuckerspiegel nicht im Auge behalten oder als Hochdruckpatient Ihre verschriebenen Blutdruckmedikamente nicht einnehmen, haben diese Versäumnisse einen größeren Einfluss auf das Behandlungsergebnis, als wenn Sie bei Gelenkschmerzen die Omega-3-Fischölkapseln vergessen. Die gute Nachricht ist aber, dass wir ohnehin immer gesünder leben. Das Gesundheitsbewusstsein der Deutschen steigt nämlich. Nicht nur in meiner eigenen Generation der 25- bis 40-Jährigen, auch als Generation Y bezeichnet, ist es inzwischen gesellschaftsfähig geworden, selbstbewusst über Grünkohl und Hafermilch zu sprechen, die Yogamatte für den Feierabendkurs den ganzen Tag am Rucksack zu tragen und mittags beim veganen Lieferservice zu bestellen. Besonders erfreulich ist aber, dass sich vor allem ältere Menschen zunehmend um einen gesunden und aktiven Lebensstil bemühen.[50] Das fällt mir im Fitnessstudio auf, wenn ich vor meiner Nachtschicht einen der Vormittagskurse besuche und der Einzige unter 50-Jährige bin. Aber auch beim Sonntagsspaziergang, wenn rüstige Rentnerpärchen in gleichfarbigen Outdoorjacken am Elbstrand an mir vorbeijoggen, radeln oder mit Skistöcken in der Hand walken, während ich gemütlich schlendernd den Kinderwagen schiebe. Dank des kontinuierlichen Anstiegs der Lebenszeit genießen wir heute durchschnittlich fast 20 Jahre im »Ruhestand«, auch wenn dieser Begriff inzwischen irreführend ist.

Denn im Vergleich mit älteren Jahrgängen sind die heute 55- bis 70-Jährigen aktiver als je zuvor. Viele fühlen sich fit und gesund genug, um im Teilzeit-Job, beim Ehrenamt oder in der eigenen Familie engagiert mitzumischen. Aber wie viel Zeit verbringen wir dabei tatsächlich mit den gesunden und guten Dingen des Lebens? Egal ob Ruheständler, Student oder Angestellter, im

Durchschnitt besitzt jeder von uns vier Stunden täglich die Freiheit, tun und lassen zu können, was er will. Umso aufschlussreicher ist der Blick in den Freizeitmonitor, einer repräsentativen Studie zum Freizeitverhalten der Deutschen.

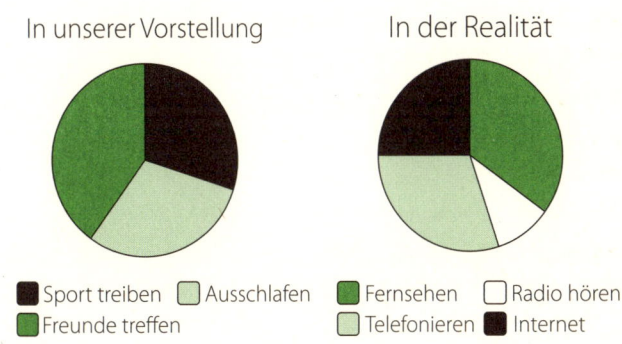

Wir nennen es »Freizeit«, auch wenn es sich dabei eigentlich nur in den seltensten Fällen um wirklich freie Zeit handelt. Irgendwie gibt es immer noch etwas zu tun: Freunde treffen, Kino, Fußballtraining, Pflichttermine und dazwischen noch schnell einkaufen und in die Autowäsche. Wie Ausschlafen, Nichtstun oder einfach mal Faulenzen überhaupt geht, haben die meisten schon vergessen. Von der Erfüllung unseres, in Umfragen geäußerten, größten Wunsches, »spontan tun, wozu man gerade Lust hat«, sind wir alle gleich weit entfernt.

Trotz dieser »individuellen« Freizeitgestaltung stellt die Studie »Gesundheit in Deutschland aktuell« den meisten von uns aber ein gutes Führungszeugnis aus: weniger rauchen, mehr Sport, mehr Gemüse.[51] Diese Entwicklung kann ich als Arzt nur begrüßen, weil nicht nur bei meinen Patienten die häufigsten Diagnosen untrennbar mit dem persönlichen Lebensstil verbunden sind:

- Bluthochdruck
- Fettstoffwechselstörungen
- Rückenschmerzen
- Diabetes mellitus
- Übergewicht.

Dass wir also zunehmend bereit sind, aktiv etwas für unsere Gesundheit zu tun, um länger gesund zu leben, ist mehr als erfreulich. Aber obwohl sich Sportvereine bundesweit über neue Mitgliederrekorde freuen und wir uns mehr bewegen, erfüllen 80 % der Deutschen das empfohlene Mindestmaß an körperlicher Aktivität von 2,5 Stunden pro Woche nicht.[52] Auch der Konsum von Obst und Gemüse liegt deutlich unter den Empfehlungen der Deutschen Gesellschaft für Ernährung. Und dass häufig nicht nur »bei Familienfeiern« einen über den Durst getrunken wird, ist der Klassiker unter den offenen Geheimnissen der Sprechstunde. Alkohol und Zigaretten, Bewegungsmangel und Übergewicht – es sind immer die gleichen »üblichen Verdächtigen«.

Es ist micht mehr die Tuberkulose oder etwa die Spanische Grippe, die für überfüllte Wartezimmer sorgen. Stattdessen präsentieren die meisten Patienten Beschwerden, die maßgeblich mit dem persönlichen Lebensstil zusammenhängen. Wie stark dieser Zusammenhang tatsächlich ist, belegt eine Studie, die zeigt, dass 80 % der frühzeitigen Todesfälle, also wenn man bereits vor dem Erreichen der durchschnittlichen Lebenserwartung verstirbt, auf das Konto von Zigaretten und Übergewicht gehen.[53] Unterm Strich sind somit eigentlich alle Risikofaktoren für Herz-Kreislauf-Erkrankungen (immer noch Todesursache Nummer 1) und einen frühzeitigen Tod verhaltensbezogen. Deshalb werden Sie nach über 50 Jahren Gesundheitsforschung auch keinen Arzt, Epidemiologen oder Gesundheitspolitiker mehr finden, der nicht davon überzeugt ist, dass der persönliche Lebensstil die wichtigste Rolle für ein gesundes und langes Leben spielt. Stärker als jemals zuvor ist Ihr Lebensstil damit die entscheidende Stellschraube, wenn es um Ihre eigene Gesundheit geht.

Tun Sie sich den Gefallen, und verwandeln Sie bisher ungenutzte Präventionspotenziale in spürbare Lebensqualität und Lebenszeit. Bei einem gesunden Lebenswandel werden Sie sich nicht nur deutlich besser fühlen, nein, Sie erhöhen gleichzeitig auch Ihre Chance, länger zu leben. Also, nehmen Sie Ihre Gesundheit selbst in die Hand!

> ### »So macht es Deutschland – Du kannst es besser«
>
> - Alle wollen perfekte Gesundheit, aber zwei bis drei Symptome plagen jeden Menschen zu jedem Zeitpunkt seines Lebens.
> - Die Hälfte aller Medikamente wird entweder gar nicht oder falsch angewendet.

- 80 % aller Todesfälle, die vor dem Erreichen der durchschnittlichen Lebenserwartung (aktuell 77 Jahre bei Männern, 82 Jahre bei Frauen) eintreten, gehen auf das Konto von Zigaretten und Übergewicht.

»Wahr oder falsch«

- Cholesterinfreie Produkte sind gut für die Gesundheit.
- Kaffeetrinker leben länger.

Die Auflösung finden Sie auf den Seiten 226 – 229.

Nachwort

Der Gesunde hat viele Wünsche, der Kranke aber nur einen – gesund werden! Deshalb:

Beginnen Sie damit, rund um Ihre Gesundheit Ihr eigenes Wissen aufzubauen.

Beginnen Sie die Welt der Medizin, Studien und Therapien zu verstehen.

Beginnen Sie Fragen zu stellen.

Der Aufbruch in das Jahrhundert des Patienten beginnt nämlich genau hier: bei Ihnen.

Auch wenn der Wandel des Arzt-Patienten-Verhältnisses noch ganz am Anfang steht und das Jahrhundert des Patienten gerade erst begonnen hat – es gibt kein Zurück mehr. Die ärztliche Diagnose und Therapieempfehlung ist nicht länger das unhinterfragte Ergebnis eines Gesprächs zwischen unwissendem Hilfesucher und wissendem Arzt, sondern nur noch *eine* Möglichkeit unter vielen. Aus der Sicht des Patienten wird der einzelne Arzt damit in eine ganze Reihe von Behandlungsmöglichkeiten und -optionen eingebunden. In Übereinstimmung mit den persönlichen Behandlungszielen und in gemeinsamer Abstimmung mit Ihrem Arzt steht am Ende eine informierte Behandlungsentscheidung.

Der beste Patient der Welt wird

- verstehen, was seine Gesundheit beeinträchtigt
- das Arztgespräch vorbereiten und bestmöglich nutzen
- lernen, welche Behandlungsmöglichkeiten bestehen
- gemeinsam mit dem Arzt über die Therapie entscheiden
- sich Zeit nehmen, eine Zweitmeinung einzuholen
- die Qualität von Ärzten und Krankenhäusern vergleichen
- wissen, wie er für seine Gesundheit selbst aktiv werden kann.

Auch wenn viele Angebote, Hilfestellungen und Werkzeuge für Ihre Entscheidungsfindung noch im Anfangsstadium stecken, wird der Patient der Zukunft verlässliche Gesundheitsinformationen aus den unterschiedlichsten Quellen beziehen (Arzt, Internet, Bewertungs- und Patientenforen), sich aktiv an der Behandlungsentscheidung beteiligen und hinsichtlich Therapiewahl und Leistungserbringer (Welcher Arzt macht was?) frei entscheiden.

Gleichzeitig wird aber dieser Gewinn, frei entscheiden zu *können*, oftmals als Bürde empfunden, sich auch entscheiden zu *müssen*. Nutzen Sie die Herausforderungen als Anstoß, die Verantwortung für Ihre eigene Gesundheit nicht an den Arzt abzugeben, sondern selbst in die Hand zu nehmen. Dabei besteht Ihre Kompetenz als Patient zunächst einmal aus zwei Teilen: *Wissen* und *Kön-*

nen. Durch Wissen und Informationen verschaffen Sie sich Überblick und Sicherheit. Was für eine Krankheit habe ich? Wie ist sie entstanden und wie wird sie behandelt? Wo finde ich wichtige Informationen und welche Quellen sind verlässlich? Muss ich dazu vielleicht sogar wissenschaftliche Studien lesen und bewerten, damit ich voll auf der Höhe des Wissens bin?

Weil Wissen aber auch entsprechendes Handeln ermöglichen muss, meint *Können* die praktische Umsetzung der gewonnenen Informationen und den alltäglichen Umgang mit den Folgen der Erkrankung. Wenn ich den passenden Arzt gefunden habe, muss ich auch noch einen Termin vereinbaren und gut vorbereitet zur Sprechstunde erscheinen. Wenn ich meine Behandlungsentscheidung getroffen habe, kann ich diese dann auch selbstständig umsetzen? Kann ich die damit verbundenen Einschränkungen in der Lebensqualität akzeptieren? Wie gestalte ich meinen persönlichen Alltag so um, dass er meine Gesundheit fördert? Deshalb steht am Anfang immer die Frage: »Was müssen Patienten wissen und können?«[54]

Damit der Wandel Ihrer Patientenrolle vom passiven Ratsucher zum aktiven Servicenehmer aber nicht zur Überforderung wird, steht Ihnen dieses Buch als Ratgeber und Helfer in verschiedenen Versorgungslagen zur Seite. Die zahlreichen Checklisten, Tipps und Beispielfragen helfen Ihnen, Ihre Gesundheit als aufgeklärter, eigenverantwortlicher Patient in die eigene Hand zu nehmen. Gerade weil chronische Erkrankungen wie Herz-Kreislauf-Krankheiten, Diabetes, Adipositas oder Atemwegserkrankungen die größte Krankheitslast ausmachen, dadurch einen Großteil der Ausgaben im Gesundheits-system verschlingen und obendrein durch den eigenen Lebensstil mitverursacht werden, wird der Ruf nach mehr gesundheitlicher Eigenverantwortung immer lauter. Gleichzeitig wird der medizinische Versorgungsprozess durch die Ansammlung verschiedenster chronischer Er-krankungen zunehmend aufwendiger, weil multidiszipli-näre Teams aus verschiedenen Ärzten, Therapeuten, Pflegern und natürlich Ihren Familienangehörigen mit-wirken.

Trotz dieses tiefgreifenden Wandels ist die Zufriedenheit mit dem deutschen Gesundheitssystem hoch. Laut einer Umfrage der Techniker Krankenkasse aus dem Jahr 2014 waren sieben von zehn Befragten mit ihrem letzten Arzt-besuch vollkommen oder sehr zufrieden. Auch mit dem Einfühlungsvermögen ihres Arztes und der Entschei-dungsbeteiligung an der eigenen Behandlung waren sechs von zehn der Befragten »sehr zufrieden«. Vor dem Hinter-grund, dass 80 % der Ausgaben im Gesundheitssystem über die Arzt-Patienten-Beziehung vermittelt werden, ist das ein durchaus erfreuliches Ergebnis. Denn im Ge-spräch zwischen Arzt und Patient werden Diagnosen gestellt, Medikamente verschrieben, Therapiepläne fest-gelegt und Operationen geplant. Die Kommunikation zwischen Ärzten und Patienten scheint also zu funktio-nieren. Dementsprechend gut fühlen sich die meisten Patienten versorgt. Ehrlich gesagt haben sie aber auch allen Grund dazu, denn Deutschland bietet eines der welt-weit leistungsfähigsten Gesundheitssysteme mit einem breiten Zugang zu einer qualitativ hochwertigen medizinischen Versorgung. Bei uns kann jeder noch fast alles bekommen, wann immer er möchte – das ist weltweit einzigartig! Insgesamt ist das deutsche Gesundheitssystem vergleichsweise stark am Verbraucher, also am Patienten orientiert. Nur die Gerechtigkeitslücken die es gibt, werden teilweise so panisch und aufgeregt diskutiert, dass man bei den Wörtern »Arzt« oder »Krankenhaus« nur noch an Pfusch, Abzocke und Papierzettel am großen Zeh denkt.

Dabei lastet auf der modernen Medizin ein sehr hoher Erfolgsdruck, alles und jeden wirkungsvoll heilen zu können. Häufig wird von der Medizin schlicht Unmögliches verlangt. Dass das deutsche Gesundheitssystem mit über 2.000 Krankenhäusern, 90.000 Arztpraxen, 21.000 Apotheken und 349.000 behandelnden Ärzten ein extrem großes und komplexes Gebilde, mit einer Vielzahl von Akteuren, Verantwortlichen und Regelungen ist, versteht sich von selbst. Aber nur durch diese Spezialisierung und Arbeitsteilung ist es letztlich möglich, ein so leistungsfähiges Gesundheitssystem zu unterhalten, das jährlich 700 Millionen Behandlungsfälle versorgt.

In meiner eigenen Praxis als Arzt erlebe ich zufriedene Patienten, wenn deren Erwartungen an die medizinische Behandlung mit dem übereinstimmten, was im Sprechzimmer tatsächlich stattfindet. Nutzen Sie dieses Buch deshalb immer wieder, um zu einer realistischen Einschätzung Ihrer gesundheitlichen Situation zu gelangen, Behandlungsoptionen gezielt in Erfahrung zu bringen und persönliche Behandlungsziele zu definieren. Ihr Weg zur besten Medizin und zu Ihrer optimalen Behandlungsentscheidung wird dabei immer eine Mischung aus Fakten, Zahlen und Bauchgefühl sein. Wie jede gute Entscheidung brauchen deshalb auch medizinische Entscheidungen vor allem drei Dinge: Ruhe, Zeit und hilfreiche Unterstützung. Letzteres bietet Ihnen dieses Buch – für Ruhe und Zeit müssen Sie allerdings selbst sorgen, egal in welcher gesundheitlichen Situation. Für den Fall aber, dass Sie sich im Moment nicht wohl fühlen oder sogar krank sind, wünschen wir Ihnen alles Gute und vor allem viel Gesundheit! Wenn Sie mögen, finden Sie viele weiterführende Multimedia-Inhalte auf der Webseite zum Buch, auf Facebook und Twitter.

www.fragensiedoktorjohannes.de
www.facebook.com/doktorjohannes
www.twitter.com/doktorjohannes

Glossar

Absolute Risikoreduktion

(ARR)

Gibt den absoluten Anteil der Personen an, die durch eine Behandlung überleben oder geheilt werden. Wenn beispielsweise durch eine bestimmte Therapie nur noch 4 statt 6 von 1.000 Patienten sterben, beträgt die absolute Risikoreduktion 2 von 1.000, also 0,2 %.

Abstract

Kurz-Zusammenfassung einer publizierten Studie.

Behandlungsfehler

(Iatrogener Schaden)

Gesundheitsschäden, die entweder durch vermeidbare Behandlungsfehler oder nicht-vermeidbare Wirkungen im Zusammenhang mit der Behandlung entstanden sind, wobei die Abgrenzung zwischen den beiden Schadensarten im Einzelfall sehr schwierig sein kann.

Beobachtungsstudie

(Kohorten-Studie, Fall-Kontroll-Studie)

Beobachtung einer Gruppe von Personen über einen bestimmten Zeitraum hinweg mit einem Vergleich hinsichtlich verschiedener Merkmale wie zum Beispiel der Häufigkeit von Schlaganfällen zwischen Diabetikern, die Sport treiben, und solchen, die keinen Sport treiben.

Bias
Systematischer Fehler einer Studie, der von der Planung, Durchführung und Auswertung der Studie in jedem Stadium auftreten und letztendlich zu falschen Schlussfolgerungen führen kann. Generell sind Beobachtungsstudien anfälliger für Bias als experimentelle Studien.

Compliance
Bereitschaft, einer medizinischen Empfehlung zu folgen. Diese ist besonders hoch, wenn Behandlungsentscheidungen gemeinsam zwischen Patient und Arzt getroffen werden.

Confounder
Störeinflüsse wie zum Beispiel Alter, Geschlecht, Vorerkrankungen oder oftmals auch unbekannte Variablen, die das Ergebnis, die Aussagekraft und Qualität einer Studie erheblich beeinträchtigen können.

Entscheidungshilfen
(decision aids)
Unterstützung der persönlichen Entscheidungsfindung unter Berücksichtigung der individuellen gesundheitlichen Situation mit dem Ziel, die gemeinsame Entscheidungsfindung mit dem Arzt vorzubereiten und eine Entscheidung zu treffen, die der individuellen Lebens-

lage und persönlichen Behandlungszielen angemessen ist.

Evidenz
(evidenzbasierte Medizin, EBM)
Bietet eine Antwort auf die Frage, ob eine Behandlung mehr nützt als eine andere. EBM behandelt Patienten konsequent mit Hilfe medizinischer Verfahren, deren Wirksamkeit und Nützlichkeit wissenschaftlich bewiesen ist. Der wissenschaftliche Nachweis wird in klinischen Studien erbracht, die nach Evidenzstufen eingeteilt werden.

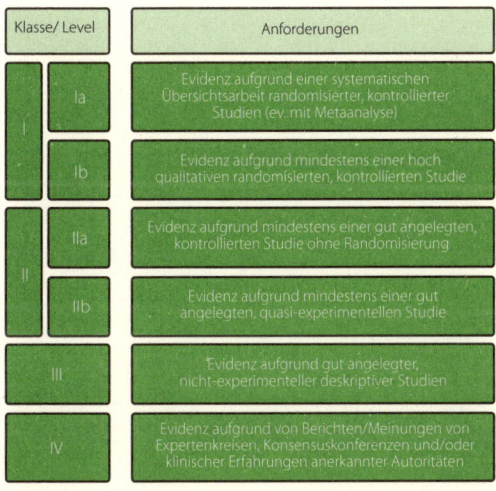

Klasse/ Level		Anforderungen
I	Ia	Evidenz aufgrund einer systematischen Übersichtsarbeit randomisierter, kontrollierter Studien (ev. mit Metaanalyse)
	Ib	Evidenz aufgrund mindestens einer hoch qualitativen randomisierten, kontrollierten Studie
II	IIa	Evidenz aufgrund mindestens einer gut angelegten, kontrollierten Studie ohne Randomisierung
	IIb	Evidenz aufgrund mindestens einer gut angelegten, quasi-experimentellen Studie
III		Evidenz aufgrund gut angelegter, nicht-experimenteller deskriptiver Studien
IV		Evidenz aufgrund von Berichten/Meinungen von Expertenkreisen, Konsensuskonferenzen und/oder klinischer Erfahrungen anerkannter Autoritäten

Faktenboxen
Übersichtliche Darstellung der besten verfügbaren Evidenz zu den wichtigsten Vor- und Nachteilen einer bestimmten medizinischen Behandlung.

Framing

Beschreibt die Abhängigkeit einer Entscheidung vom Rahmen (englisch: frame), in dem das Problem beschrieben wird. Dabei können die Gesprächssituation, die Art der eingesetzten Informationen oder deren Darstellung die Entscheidungsfindung beeinflussen.

Gesundheitskompetenz

(Gesundheitsbildung, Gesundheitserziehung, Patientenkompetenz)
Fähigkeiten eines Menschen, Gesundheitsinformationen zu erlangen, kritisch zu betrachten und richtig zu verstehen, um ein gesundheitsbewusstes Verhalten auf den Alltag zu übertragen und persönliche Entscheidungen zur medizinischen Versorgung aktiv zu gestalten.

HON-Code

Ethischer Standard für qualitative, glaubwürdige und transparente medizinische und gesundheitsbezogene Informationen.

IQWIG

(Institut für Qualität und Wirtschaftlichkeit im Gesundheitswesen)
Unabhängiges wissenschaftliches Institut zur Untersuchung von Nutzen und Schaden medizinischer Maßnahmen.

Kohortenstudie

(Follow-up-Studie, Langzeitstudie, longitudinal study)
Typische Fragestellung: Sterben übergewichtige Diabeti-

ker früher als normalgewichtige Diabetiker? In der Regel wird bei einer Kohortenstudie zu einem bestimmten Zeitpunkt eine Gruppe von Menschen (Kohorte) ausgewählt und bezüglich des zu untersuchenden Faktors (Diabetes) in zwei Gruppen unterteilt, um das interessierende Ereignis (Sterblichkeit) nach einer bestimmten Zeit statistisch zu erfassen.

Konfidenzintervall

Weil der »wahre« Wert eines Studienergebnisses aufgrund von Zufallsschwankungen niemals wirklich getroffen wird, müssen Angaben zum Unsicherheitsbereich gemacht werden. Das übliche Konfidenzintervall bzw. der Vertrauensbereich von 95 % schließt somit den wahren Wert mit 95-prozentiger Wahrscheinlichkeit ein.

Kontrollgruppe

(Vergleichsgruppe, Placebogruppe)
Meint die Gruppe der nicht-behandelten Studienteilnehmer.

Leitlinien

Wissenschaftlich fundierte Handlungsempfehlungen, an denen Ihr Arzt sich orientieren kann, um Ihre gesundheitlichen Probleme optimal zu behandeln.

Meta-Analyse

Zusammenstellung und Auswertung mehrerer Einzelstudien mit der gleichen medizinischen Fragestellung, um so den Gesamteffekt einer Behandlung oder eines Zusammenhangs zuverlässiger einschätzen zu können.

NNT – Anzahl notwendiger Behandlungen

(Number Needed to Treat)

Maßzahl für die Wirksamkeit einer Therapie. Sie zeigt an, wie viele Patienten behandelt werden müssen, um ein zusätzliches unerwünschtes Ereignis zu vermeiden.

Partizipative Entscheidungsfindung

(Shared Decision Making)

Gleichberechtigter und aktiver Austausch zwischen Arzt und Patient mit dem Ziel einer gemeinsam getroffenen Behandlungsentscheidung.

Patientenbildung

Umfasst transparente und evidenzbasierte Gesundheitsinformationen, die der eigenen Entscheidungsfindung rund um Ihre medizinische Behandlung dienen.

Patienteninformationen

Beinhalten wissenschaftlich fundierte und verständliche Aussagen zu Erkrankungen und den Möglichkeiten, diese zu untersuchen bzw. behandeln. Sie sind damit eine wichtige Voraussetzung für individuelle Behandlungsentscheidungen.

Patientenquittung

Seit dem 1. Januar 2004 haben Sie die Möglichkeit, direkt nach Ihrer Behandlung oder am Quartalsende sich von

Ihrem Arzt einen schriftlichen Beleg über die erbrachten Leistungen ausstellen zu lassen.

Prävalenz
Häufigkeit einer bestimmten Erkrankung zu einem bestimmten Zeitpunkt.

Prävention
(Vorsorge)
Umfassende Maßnahmen, die der Entstehung einer Erkrankung vorbeugen bzw. diese ganz verhindern sollen. Eine sehr wirksame Vorsorgemaßnahme ist beispielsweise das Zähneputzen, das regelmäßig und richtig durchgeführt die Entstehung von Karies verhindert.

Qualität
Sehr vieldeutiger und multidimensionaler Begriff, bei dem immer genau darauf geachtet werden muss, worauf er sich eigentlich tatsächlich bezieht.

Randomisierung
(randomisierte-kontrollierte klinische Studie, RCT)
Zufällige Zuordnung der Teilnehmer einer Studie in die Behandlungsgruppe (Medikament, Operation, Intervention) oder in die Kontrollgruppe (Nicht-Behandlung). Weil der einzige Unterschied zwischen beiden Gruppen in der gezielten Behandlung besteht, sind randomisierte-kontrollierte Studien für den Nachweis der Wirksamkeit einer Behandlung unerlässlich.

Relative Risikoreduktion
(RRR)

Gibt den relativen Anteil der Personen an, die durch eine Behandlung überleben oder geheilt werden. Wenn beispielsweise durch eine bestimmte Therapie nur noch 4 statt 6 von 1.000 Patienten sterben, beträgt die relative Risikoreduktion 2 von 6, also 33 %. Dieser Zahlenwert wird jedoch oft missverstanden oder fehlinterpretiert, weil er größer ist als die absolute Risikoreduktion (ARR), die in diesem Beispiel nur 0,2 % wäre (2 von 1.000), wodurch die tatsächliche Größe des Risikos unklar bleibt. Würden sich die 4 statt 6 Todesfälle beispielsweise auf 10.000 statt auf 1.000 Patienten beziehen, dann würde die relative Risikoreduktion unverändert 33 % betragen, obwohl die absolute Risikoreduktion dann nur noch 0,02 % beträgt.

Review
(Systematische Übersichtsarbeit, Systematic Review)

Übersichtsarbeit, die nachvollziehbar und systematisch die gesamte Literatur zu einem Thema identifiziert und zu einer Gesamtaussage zusammenfasst.

Screening (Früherkennung)
Untersuchungen an gesunden Menschen mit dem Ziel, frühe Erkrankungsanzeichen schneller zu erkennen.

Überversorgung
Umfasst medizinische Leistungen, die ohne ausreichend gesicherten gesundheitlichen Nutzen, aus Unwissenheit,

Gefälligkeit oder aus Einkommensinteressen durchgeführt werden.

Unerwünschtes Ereignis
Schädliches Ereignis, das eher auf die medizinische Behandlung selbst als auf die Erkrankung zurückgeht.

Versorgungskette
Gesamtheit aller notwendigen und ineinandergreifenden Aktivitäten im Gesundheitssystem, um eine optimale medizinische Versorgung zu gewährleisten. Beispielsweise führt die Versorgungskette bei der Behandlung eines Herzinfarktpatienten von der Notfall-Versorgung, der operativen bzw. stationären Behandlung über Rehabilitationsmaßnahmen bis zur Nachsorge durch den Hausarzt.

Anhang

Hilfreiche Links

www.leitlinien.de
Bietet Behandlungsempfehlungen und Qualitätskriterien zu den verschiedensten Erkrankungen.

https://faktencheck-gesundheit.de
Vielfältige Informationen der Bertelsmann Stiftung zu verschiedenen Gesundheitsthemen und über das deutsche Gesundheitssystem.

www.washabich.de
www.Befunddolmetscher.de
Hilfe bei der Übersetzung von Arzt-Deutsch in Patienten-Deutsch.

www.arztbibliothek.de/cochrane-reviews
Alle aktuellen Cochrane Reviews seit 2007.

www.cochrane.org/health-evidence
Evidenz aus erster Hand (englisch).

www.patienten-information.de
Qualitätsgeprüfte Gesundheitsinformationen für Patienten und Laien.

www.bmg.bund.de/fileadmin/dateien/Downloads/P/
Patientenrechtegesetz/Infoblatt_Patienten
rechte.pdf
Patientenrechtegesetz (Infoblatt zu Patientenrechten des Bundesministeriums der Justiz).

https://arzt.weisse-liste.de
Ärzte suchen und miteinander vergleichen auf der Grundlage von Patientenbewertungen.

www.gesundheitsinformationen.de
Evidenzbasierte, unabhängige Gesundheitsinformationen.

www.nakos.de
Umfassende Datenbank zur Selbsthilfe in Deutschland.

www.patientenberatung.de
Unabhängige, kostenfreie und neutrale Patientenberatung.

www.vdek-kliniklotse.de
Deutschlandweite Suchmaschine für Kliniken und Krankenhäuser.

www.g-ba-qualitaetsberichte.de
Bundesweite Qualitätsdaten für Krankenhäuser, aufbereitet als PDF-Datei.

www.bundesaerztekammer.de/page.asp?his=2.5511
Wie finde ich einen guten Arzt?

www.tripdatabase.com
Komfortable Vorsortierung von Gesundheitsinformationen nach Evidenzbericht, Review, Leitlinie und Patienteninformation.

www.weisse-liste.de
Hilft bei der systematischen Suche nach Ärzten, Krankenhäusern und Pflegeheimen und liefert neutrale Informationen.

www.aktionsbuendnis-patientensicherheit.de
Plattform zur Verbesserung der Patientensicherheit.

www.forum-patientensicherheit.de
Fachleute aus dem In- und Ausland beantworten die verschiedensten Fragestellungen zum Thema Patientensicherheit.

www.unabhaengige-patientenberatung.de
Bundesweit kostenfreie, persönliche Telefonberatung: 0800/011 77 22 (Montag bis Freitag 10-18 Uhr).

www.patient-als-partner.de/index.php/deutsch/material-methoden/entscheidungshilfen.html
http://www.thedecisionaidcollection.nl
Bibliotheken für Entscheidungshilfen (Deutsch und Englisch).

www.vorsicht-operation.de
Hilft beim Einholen einer medizinischen Zweitmeinung
und informiert über alternative Behandlungsmöglichkeiten zu einer Operation.

www.plattformpatientensicherheit.at
Das Patientenhandbuch zum Herunterladen – kostenloser
Leitfaden für einen sicheren Krankenhausaufenthalt.

www.fragensiedoktorjohannes.de
Auf der Webseite zu diesem Buch haben wir zahlreiche
Videos und weiterführende Informationen für Sie bereit-
gestellt.

Checklisten

Für Ihre optimale medizinische Versorgung gebe ich Ihnen jetzt viele hilfreiche Checklisten und Fragebögen mit auf den Weg:

Check-in-Fragebogen zur Bewertung der Qualität von Gesundheitsinformationen[55]

Qualitätskriterien	Bewertung	
	☺	☹
Ist in der Information genau beschrieben, welchem Ziel diese dienen soll?		
Ist in der Information genau beschrieben, für welche Zielgruppe diese verfasst ist?		
Ist/sind der/die Autor(en) der Patienten-information namentlich angegeben?		
Wird die fachliche Qualifikation des/der Autors(en) angegeben?		
Ist angegeben, ob in die Erstellung der Information Patienten und/oder Selbst-hilfegruppen einbezogen wurden?		

Ist angegeben, ob sich die Information auf wissenschaftliche Quellen stützt?		
Wurde die Art der wissenschaftlichen Quellen angegeben, auf die sich die Information stützt?		
Ist in der Publikation ein Erstellungs-datum angegeben?		
Ist in der Publikation ein Gültigkeits-vermerk angegeben?		
Ist in der Publikation ein Datum der nächs-ten geplanten Überarbeitung angegeben?		
Ist ausdrücklich angegeben, ob die Information nach bestimmten Qualitäts-richtlinien erstellt wurde?		
Ist angegeben, ob das Internetangebot, in dem sich die Information befindet, an einer Qualitätsinitiative (zum Beispiel AFGIS, HON, MedCIRCLE) teilnimmt?		
Enthält die Information für Sie persönlich ausreichende Angaben zu ergänzenden Hilfen und weiterführenden Angeboten?		
Wird die Wirkungsweise der dargestellten Maßnahme(n) aus Ihrer persönlichen Sicht ausreichend beschrieben?		
Wird der Nutzen der dargestellten Maß-nahme(n) aus Ihrer persönlichen Sicht ausreichend beschrieben?		

Werden mögliche Risiken bei Anwendung der dargestellte(n) Maßnahme(n) aus Ihrer persönlichen Sicht ausreichend beschrieben?		
Wird erwähnt, ob die dargestellte(n) Maßnahme(n) Auswirkungen auf das tägliche Leben zur Folge haben?		
Wird beschrieben, ob es bei Anwendung der vorgeschlagenen Maßnahme(n) widersprüchliche Erfahrungen in Bezug auf ihre Auswirkungen gibt?		
Wird ausdrücklich erwähnt, ob alle derzeit bekannten Maßnahmen, die für das beschriebene Problem in Frage kommen, angeführt wurden?		
Wird beschrieben, wie die Erkrankung verläuft, wenn die vorgestellte(n) Maßnahme(n) nicht ergriffen wird/werden?		
Erscheint die Information für Sie persönlich unabhängig und interessenneutral?		
Sind die wichtigsten/wesentlichen Inhalte der Information leicht zu identifizieren?		
Ist die Gesundheitsinformation für Sie persönlich verständlich?		

Zusatzfragen nur für Internetinformationen		
Enthält die Internetseite Angaben darüber, wer der Betreiber der Seite ist und welche Absichten dieser hat?		
Macht der Betreiber der Internetseiten Angaben zum Schutz und zum Umgang mit persönlichen Daten?		
Besteht die Möglichkeit, den Autor der Information und den Webmaster direkt zu kontaktieren?		
Ist der Zugang zur Internetseite ohne Beschränkung möglich?		
Können die Informationen zusammenhängend ausgedruckt werden?		

Auswertung:

Wenn Sie die Mehrzahl der Fragen positiv beantworten können, liegen Ihnen vertrauenswürdige Informationen vor. Ist dies nicht der Fall, sollten Sie in der Liste der Links im Anhang nach Gesundheitsinformationen recherchieren.

Vertrauensvolle Gesundheitsinformationen im Internet (HON-Code)

- Sind Autoren und Redakteure qualifiziert?
- Macht die Webseite deutlich, dass sie das Arzt-Patient-Verhältnis lediglich ergänzt und nicht ersetzt? Welches sind Absicht und Zielpublikum der Webseite?
- Wie geht die Webseite mit den persönlichen Daten ihrer Benutzer um?
- Werden die Quellen der veröffentlichten Informationen sowie das Datum der letzten Aktualisierung angegeben?
- Sind die Behauptungen über Vor- und Nachteile von bestimmten Produkten oder Behandlungsmethoden mit stichhaltigen Begründungen untermauert?
- Findet man den Namen des Webseitenherausgebers und eine Kontaktadresse?
- Wie wird die Seite finanziert?
- Wird Werbung vom Inhalt der Webseite getrennt?

Checkliste: Vor dem Arztbesuch

1. Mein Problem

Beschreiben Sie Ihre Beschwerden: Was tut Ihnen weh, seit wann und wann traten die Beschwerden/Schmerzen das erste Mal auf?

_____

_____

_____

2. Meine Lösung

Notieren Sie die vorgeschlagenen Behandlungsmöglich-keiten.

_____

_____

_____

3. Mein Behandlungsziel

Kreuzen Sie Ihre wichtigsten Ziele an:
- ☐ weniger Schmerzen
- ☐ bessere Beweglichkeit
- ☐ geringes Krebsrisiko
- ☐ geringeres Herz-Kreislauf-Risiko
- ☐ höhere Lebensqualität
- ☐ selbstständig im Alltag
- ☐ länger leben

4. Fazit

- Welche Fakten sprechen für die vorgeschlagene Behandlung?

  _____

  _____

  _____

  _____

- Welche Fakten sprechen gegen die vorgeschlagene Behandlung?

  _____

  _____

  _____

  _____

- Was sagt mir mein Bauchgefühl, was rät mir meine Intuition?

  _____

  _____

  _____

  _____

5. Meine Entscheidung:

☐ Ich entscheide mich für die vorgeschlagene Behandlung.
☐ Ich entscheide mich gegen die vorgeschlagene Behandlung.

Checkliste:
So treffe ich meine Behandlungsentscheidung

- Wie ist der natürliche Verlauf meiner Erkrankung ohne Therapie bzw. wäre es nicht gleich gut oder besser, gar nichts zu machen?
- Wirkt die vorgeschlagene Therapie nachweislich besser als die Nichtbehandlung bzw. das Placebo?
- Worin besteht der konkrete Vorteil der vorgeschlagenen Behandlung?
- Welche Nebenwirkungen kann die vorgeschlagene Behandlung haben?
- Ist der Nutzen durch Studien belegt? Und wenn ja, welche Qualität haben diese Studien?
- Wie viele Patienten müssen behandelt werden, damit die gewünschte Wirkung bei einem Patienten eintritt?
- Wie viele Patienten müssen behandelt werden, bevor eine schwere Nebenwirkung bei einem Patienten eintritt?
- Gibt es eine Übersicht zu den Vor- und Nachteilen der vorgeschlagenen Behandlung?
- Auf welche praktischen Erfahrungen Ihres Arztes bezieht sich die vorgeschlagene Behandlung? Erst jahrelange Behandlungserfahrung macht Ihren Arzt zum Experten.
- Was können wir sonst tun? Welche anderen Therapieoptionen gibt es? Es gibt immer mehrere Möglichkeiten.
- Welche Behandlung würden Sie als Arzt einem Mitglied Ihrer Familie in meiner Situation vorschlagen?

Faustregeln für Ihre medizinische Entscheidung

- Je weiter der mögliche Nutzen einer Behandlung in der Zukunft liegt, desto weniger zählt die persönliche Einschätzung Ihres Arztes.

- Können nicht alle Punkte auf Ihrer Checkliste beantwortet werden, ist der Nutzen der vorgeschlagenen Behandlung wissenschaftlich nicht belegt.

- Je aufwendiger die vorgeschlagene Behandlung ist, desto eher sollten Sie die Zweitmeinung eines anderen Arztes einholen.

- Je höher das Risiko schwerer Nebenwirkungen ist, desto eher sollten Sie den Kontakt zu Patienten suchen, die schon vor längerer Zeit entsprechend behandelt wurden.

Checkliste für meinen Arztbesuch

Dokumente, die ich mitbringen muss:

Patientenordner ☐

Medikamentenliste ☐

Impfausweis ☐

Arztbriefe ☐

Meine Beschwerden und Symptome:

_____

_____

_____

_____

Wichtige Hintergrundinformationen für meinen Arzt:

_____ Chronische Erkrankungen

_____

_____ Unfälle & Operationen

_____

_____ Aktuelle Lebenssituation

_____

_____ Besondere Belastungen/Stress

_____

_____ Sonstiges

_____

_____

Mein Behandlungsziel:

☐ schmerzfrei leben ☐ länger leben ☐ besser leben

So fühle ich
mich heute

So schätze ich meinen allgemeinen
Gesundheitszustand ein

100

0

100

0

Das frage ich meinen Arzt

Wie genau nennt sich meine Erkrankung?

_____

_____

Welche Ursachen hat meine Erkrankung?

_____

_____

_____

Welche Behandlungsmöglichkeiten gibt es?

_____

_____

_____

Welche Vorteile und Risiken bzw. Nebenwirkungen
haben diese?

———————————————————————————————

———————————————————————————————

———————————————————————————————

Wie wahrscheinlich ist es, dass die gewünschte Wirkung
oder eine schwere Nebenwirkung bei mir eintritt? Wie
viele Patienten müssen dafür behandelt werden?

———————————————————————————————

———————————————————————————————

———————————————————————————————

Was passiert, wenn ich erst einmal abwarte und nichts
tue?

———————————————————————————————

———————————————————————————————

———————————————————————————————

Was muss ich noch wissen oder beachten?

———————————————————————————————

———————————————————————————————

———————————————————————————————

Hinweise und Empfehlungen von meinem Arzt:

Weitere Ansprechpartner

———————————————————————————————

———————————————————————————————

———————————————————————————————

Tipps zur Ernährung/Lebensstil

_____

_____

_____

Quellen für Gesundheitsinformationen

_____

_____

_____

Der Entscheidungsprozess für Ihre Behandlung

Der folgende Fragebogen[56] kann Ihnen ein Gefühl dafür geben, ob und in welchem Umfang Ihr Arzt Sie in den gemeinsamen Entscheidungsprozess eingebunden hat.

1. Mein Arzt hat mir ausdrücklich mitgeteilt, dass eine Entscheidung getroffen werden muss.
2. Mein Arzt wollte genau von mir wissen, wie ich mich an der Entscheidung beteiligen möchte.
3. Mein Arzt hat mir mitgeteilt, dass es bei meinen Beschwerden unterschiedliche Behandlungsmöglichkeiten gibt.
4. Mein Arzt hat mir die Vor- und Nachteile der Behandlungsmöglichkeiten genau erläutert.
5. Mein Arzt hat mir geholfen, alle Informationen zu verstehen.
6. Mein Arzt hat mich gefragt, welche Behandlungsmöglichkeit ich bevorzuge.

7. Mein Arzt und ich haben die unterschiedlichen Behandlungsmöglichkeiten gründlich abgewogen.
8. Mein Arzt und ich haben gemeinsam eine Behandlungsmöglichkeit ausgewählt.
9. Mein Arzt und ich haben eine Vereinbarung für das weitere Vorgehen getroffen.

Jede Frage ist zu beantworten mit:
☐ Trifft überhaupt nicht zu
☐ Trifft weitgehend nicht zu
☐ Trifft eher nicht zu
☐ Trifft eher zu
☐ Trifft weitgehend zu
☐ Trifft völlig zu

Ein gutes Arztbewertungsportal

- enthält ein Impressum
- legt die Identität des Betreibers und die Finanzierung des Angebots offen
- nennt eine Kontaktmöglichkeit per E-Mail oder Telefon
- beinhaltet eine Datenschutzerklärung
- trennt Information von Werbung
- erklärt das Bewertungsverfahren
- macht Angaben zur Aktualität der Einträge (Aktualisierungsdatum)
- bietet eine übersichtliche und einfache Navigation
- stellt die Bewertungsergebnisse eindeutig und leicht erkennbar dar
- präsentiert die Informationen in verständlicher Sprache.

Die Kriterien basieren auf publizierten Qualitätsanforderungen der Bundesärztekammer und der kassenärztlichen Vereinigung.[11]

So finde ich eine gute Arztpraxis

- Kann ich die Praxis leicht kontaktieren und gut erreichen?
- Werde ich in der Praxis freundlich und respektvoll behandelt?
- Nimmt der Arzt mich und mein gesundheitliches Problem ernst?

- Werden meine Persönlichkeit und Intimsphäre in der Praxis respektiert?
- Werde ich umfassend, verständlich und neutral aufgeklärt, informiert und beraten?
- Erhalte ich Hinweise auf weiterführende Informationsquellen und Beratungsangebote?
- Werde ich mit meinen Wünschen und Behandlungszielen in alle Entscheidungen einbezogen?
- Akzeptiert mein Arzt, dass ich eine zweite Meinung einholen möchte?
- Werden meine persönlichen Daten vertraulich behandelt und sind geschützt?
- Kann ich erkennen, ob mein Arzt an Fortbildungsprogrammen teilnimmt und Maßnahmen zur Qualitätssicherung unterstützt?
- Wird in der Praxis auf möglichst große Sicherheit bei meiner Behandlung geachtet?
- Erhalte ich ohne Probleme Zugang zu meinen Patentenunterlagen?
- Kooperiert die Praxis mit anderen Ärzten?

Die Kriterien basieren auf publizierten Qualitätsanforderungen der Bundesärztekammer und der kassenärztlichen Vereinigung.[11]

So finde ich die beste Therapie

Schritte zur Entscheidungsfindung

1. Meine medizinische Situation

_____

_____

_____

2. Die Vor- und Nachteile möglicher Therapien

_____

_____

_____

3. Meine Fragen und Kommentare

_____

_____

_____

4. Wer soll entscheiden? (Ich, mein Arzt und ich gemeinsam, mein Arzt, egal)

_____

_____

_____

Symptomtagebuch

Symptom *z.B. heftige linksseitige Kopfschmerzen, mir ist übel*

☺   ✗   ☹

0	1	2	3	4	5	6	7	8	9	10

Datum *04.07.*   Uhrzeit *8:20*   Kommentare *schlaflose Nacht*

0	1	2	3	4	5	6	7	8	9	10

Datum   Uhrzeit   Kommentare

0	1	2	3	4	5	6	7	8	9	10

Datum   Uhrzeit   Kommentare

0	1	2	3	4	5	6	7	8	9	10

Datum   Uhrzeit   Kommentare

0	1	2	3	4	5	6	7	8	9	10

Datum   Uhrzeit   Kommentare

0	1	2	3	4	5	6	7	8	9	10

Datum   Uhrzeit   Kommentare

0	1	2	3	4	5	6	7	8	9	10

Datum   Uhrzeit   Kommentare

Schmerztagebuch

0	1	2	3	4	5	6	7	8	9	10

Datum   Uhrzeit   Kommentare

0	1	2	3	4	5	6	7	8	9	10

Datum   Uhrzeit   Kommentare

0	1	2	3	4	5	6	7	8	9	10

Datum   Uhrzeit   Kommentare

0	1	2	3	4	5	6	7	8	9	10

Datum   Uhrzeit   Kommentare

0	1	2	3	4	5	6	7	8	9	10

Datum   Uhrzeit   Kommentare

0	1	2	3	4	5	6	7	8	9	10

Datum   Uhrzeit   Kommentare

0	1	2	3	4	5	6	7	8	9	10

Datum   Uhrzeit   Kommentare

Meine Medikamentenliste

Name:
Vorname:
Geburtsdatum:
Medikamentenallergie:
Besondere Hinweise:

Medikamentenunverträglichkeit:

Was?	Wie viel?	Wann?				Womit?	Wie lange?		Weshalb?	Durch wen?		
		Einnahme				Mahlzeit	Einnahme			verordnet durch		Selbst-medi-kation
Name	Dosierung	morgens	mittags	abends	zur Nacht	v = vor z = zur n = nach	Beginn	Ende	Indikation	Haus-arzt	Fach-arzt	
Pille xy	500 mg	x				v	12.3.15	12.4.15	Verdauungsbeschwerden	x		

Basierend auf dem Medikamentenplan des Aktionsbündnis Patientensicherheit

Auflösung »Wahr oder falsch« –
populäre Mythen der modernen Medizin

Der nette User im Bachblüten-Forum ist ganz bestimmt der richtige Experte für meine Erkrankung.
Im Internet liegen gute und schlechte Gesundheitsinformationen oft nur wenige Klicks voneinander entfernt. Achten Sie auf ausgewogene und neutrale Gesundheitsinformationen von offiziellen Einrichtungen. Eine ganze Reihe verlässlicher Internetadressen finden Sie ab Seite 203.

Ärzte dürfen online gar nicht beraten.
Doch, online beraten dürfen Ärzte, aber weder behandeln noch diagnostizieren oder Rezepte ausstellen.

Mein Arzt findet es schrecklich, wenn ich sage, dass ich zu meiner Krankheit etwas im Internet gelesen habe.
Nein, Ihr Arzt freut sich darüber, wenn Sie sich selbstständig zu Ihrem gesundheitlichen Problem informieren. So ersparen Sie Ihrem Arzt die zeitraubenden und ständig gleichen Erklärungen der Krankheitsursachen bzw. -hintergründe und können die Zeit im Sprechzimmer nutzen, um wirklich wichtige Dinge mit Ihrem Arzt zu besprechen.

Privatversicherte bekommen die bessere Medizin.
Nein, nicht zwangsläufig. Vielleicht bekommen Privatversicherte schneller einen Arzttermin, aber dann haben sie aufgrund der lukrativen Abrechnung ein höheres Risiko, mit Diagnosen, Behandlungen und Medikamenten überversorgt zu werden.

Den besten Facharzt finde ich im Internet.

Wenn es um die Suche nach einem Facharzt geht, verlassen sich die meisten Patienten (39 %) auf die Empfehlung eines anderen Arztes und 37 % auf den Rat von Familie, Freunden oder Kollegen.

Wer sich fälschlicherweise als Privatpatient ausgibt, bekommt schneller einen Termin beim Facharzt.

Weil Lügen kurze Beine haben, würde die Schwindelei spätestens dann auffallen, wenn Sie der freundlichen Arzthelferin am Eingangstresen Ihre Versichertenkarte übergeben. Diese peinliche Situation kann sogar zur Folge haben, dass der Arzt die Behandlung ablehnt.

Eine Zweitmeinung muss ich privat bezahlen.

Nein, in Deutschland besteht freie Arztwahl. Das bedeutet, dass jeder Patient das Recht hat, zu jeder Zeit einen anderen Arzt aufsuchen zu dürfen. Grundsätzlich sind auch die Krankenkassen daran interessiert, unnötige und teure Behandlungen zu vermeiden, und bieten daher Hilfe beim Einholen einer Zweitmeinung an. Kontaktieren Sie daher besonders vor Entscheidungen zu aufwendigen Operationen Ihre Krankenkasse, die Ihnen beratend zur Seite steht.

Eine stationäre Behandlung, bei der ich im Krankenhaus bleibe, ist immer besser als eine ambulante Operation, bei der ich noch am gleichen Tag nach Hause gehen kann.

Ein allgemeines Urteil, dass eines besser wäre als das andere, gibt es nicht. Abhängig von der Art des Eingriffs,

Ihrem allgemeinen Gesundheitszustand, der Narkose-fähigkeit, sowie Ihrer häuslichen Umgebung gilt es eine ganz individuelle Entscheidung zu treffen, die Ihrer Situation gerecht wird.

Knieschmerzen können durch eine Operation gelindert werden.
Gelenkschmerzen im Knie sind weit verbreitet, weshalb die Gelenkspiegelung (Arthroskopie) des Knies zu den beliebtesten Operationen in Deutschland zählt. Dabei ist die Wirkungslosigkeit dieses Eingriffs inzwischen gut belegt. Ob mit oder ohne Operation, in den einschlägigen Studien zeigte sich kein Unterschied hinsichtlich Beschwerden, Schmerzen und Lebensqualität. Was wirklich hilft, sind Kräftigungsübungen für die Muskulatur, Sport (Schwimmen, Rad fahren, Walking) und Normalgewicht.

Am Freitagnachmittag sind Operationen riskanter als am Montagmorgen.
Nein, viel wichtiger als der Wochentag ist die Erfahrung des operierenden Arztes. Daher empfiehlt es sich, gerade spezielle Eingriffe in Krankenhäusern mit hohen Fallzahlen bzw. von Operateuren mit viel Erfahrung durchführen zu lassen.

Cholesterinfreie Produkte sind gut für die Gesundheit.
Auch wenn ein hoher Cholesterinspiegel das Risiko für Herz-Kreislauf-Erkrankungen steigert, haben cholesterinfreie Produkte keinen Einfluss auf die Gesundheit. Der Körper stellt den lebenswichtigen Stoff selbst her, statt

ihn aus der Nahrung aufzunehmen. Also ernähren Sie sich lieber ausgewogen statt cholesterinfrei.

Kaffeetrinker leben länger.
Kaffee ist das beliebteste Getränk der Deutschen, beliebter als Mineralwasser oder Bier. Auch wenn wir jährlich etwa eine Badewanne voll Kaffee trinken (149 Liter), ist das nicht der Grund für unsere alternde Gesellschaft. Zwar zeigen Studien, dass die Sterblichkeit mit steigendem Kaffeekonsum sinkt[57], aber die genaue Ursache dieses Zusammenhangs steht noch nicht fest. Vielleicht machen Kaffee-Vieltrinker einfach öfters mal Pause und leben daher entspannter und länger.

Auflösung Risikoquiz

Frage 1: 20 km

Frage 2: Keine dieser Methoden.

Frage 3: Bei einem von 10 auffälligen Befunden liegt Brustkrebs vor.

Frage 4: 0-1 von 1.000

Frage 5: 0,1 %

Frage 6: Es wird an 30 % der Tage wie dem morgigen regnen.

Frage 7: 110 von 1.000

Frage 8: … verringert *nicht* die Gefahr, an Brustkrebs zu erkranken.

Literatur

1. Coulter, A., Jenkinson, C.: European patients' views on the responsiveness of health systems and healthcare providers. European journal of public health 2005;15:355-60.

2. Zok K.: Unterschiede bei der Gesundheitskompetenz. WIDO-monitor 2014;11:1-12.

3. Mühlhauser, I., Meyer, G., Steckelberg, A.: Wünsche der Betroffenen. Patienten wollen mitentscheiden, doch Informationsbasis und die Strukturen fehlen. Deutsches Ärzteblatt 2010; 106:A2255-A556.

4. Berkman, N.D., Sheridan, S.L., Donahue, K.E., Halpern, D.J., Crotty, K.: Low health literacy and health outcomes: an updated systematic review. Annals of Internal Medicine 2011;155:97-107.

5. Harter, M., Muller, H., Dirmaier, J., Donner-Banzhoff, N., Bieber, C., Eich, W.: Patient participation and shared decision making in Germany - history, agents and current transfer to practice. Zeitschrift für Evidenz, Fortbildung und Qualitat im Gesundheitswesen 2011;105:263-70.

6. Harter, M.: Shared decision making--from the point of view of patients, physicians and health politics is set in place. Zeitschrift für ärztliche Fortbildung und Qualitätssicherung 2004;98:89-92.

7. Scheidt-Nave, C., Richter, S., Fuchs, J., Kuhlmey, A.: Challenges to health research for aging populations using the example of »multimorbidity«. Bundesgesundheitsblatt, Gesundheitsforschung, Gesundheitsschutz 2010;53:441-50.

8. Krüger-Brand, Heike E.: Umfragen: Social Media im Gesundheitswesen – Der direkte Kontakt zählt. Deutsches Ärzteblatt 2012;109.

9. White, R.W., Horvitz, E.: Cyberchondria: Studies of the Escalation of Medical Concerns in Web Search. ACM Transactions on Information Systems 2009;27.

10. Emmert, M., Maryschok, M., Eisenreich, S., Schoffski, O.: Websites to assess quality of care--appropriate to identify good physicians?. Gesundheitswesen 2009;71:e18-27.

11. Bundesärztekammer und kassenärztliche Vereinigung: Gute Praxis Bewertungsportale Qualitätsanforderungen für Arztbewertungsportale. Auflage 2: 2011.

12. Berger, B., Lenz, M., Mühlhauser, I.: A satisfied patient – a good doc? To what extent is patient satisfaction an indicator of quality in general practice? A systematic review. Zeitschrift für Evidenz, Fortbildung und Qualität im Gesundheitswesen 2008;102:299-306.

13. Steckelberg, A., Berger, B., Köpke, S., Heesen, C., Mühlhauser I.: Kriterien für evidenzbasierte Patienteninformationen. Zeitschrift für Evidenz, Fortbildung und Qualität im Gesundheitswesen 2005;99:343-51.

14. Lenz, M., Buhse, S., Kasper, J., Kupfer, R., Richter, T., Mühlhauser I.: Decision aids for patients. Deutsches Ärzteblatt international 2012;109:401-8.

15. Mühlhauser, I., Oser, F.: [Does WIKIPEDIA provide evidence-based health care information? A content analysis]. Zeitschrift für Evidenz, Fortbildung und Qualität im Gesundheitswesen 2008;102:441-8.

16. Arkes, H.R., Gaissmaier, W.: Psychological research and the prostate-cancer screening controversy. Psychological Science 2012;23:547-53.

17. A reality checkpoint for mobile health: three challenges to overcome. PLoS medicine 2013;10:e1001395.

18. Koch, K., Gehrmann, U., Sawicki, PT.: Primärärztliche Versorgung in Deutschland im internationalen Vergleich: Ergebnisse einer strukturvalidierten Ärztebefragung. Deutsches Ärzteblatt 2007;104:A-2584 / B-282 / C-214.

19. Little, P., Everitt, H., Williamson, I., et al.: Observational study of effect of patient centredness and positive approach on outcomes of general practice consultations. BMJ 2001;323:908-11.

20. Gogineni, K., Shuman, K.L., Chinn, D., Gabler, N.B., Emanuel, EJ.: Patient Demands and Requests for Cancer Tests and Treatments. JAMA Oncology 2015;1(1):33-39.

21. ÄZQ. Woran erkennt man eine gute Arztpraxis?; ÄZQ Schriftenreihe Band 43: 2015.

22. Bakwin, H.: Pseudodoxia pediatrica. The New England journal of medicine 1945;232:691-7.

23. Asch, S.M., Kerr, E.A., Keesey, J., et al.: Who is at greatest risk for receiving poor-quality health care? The New England journal of medicine 2006;354:1147-56.

24. Asch, S.M., McGlynn, E.A., Hogan, M.M., et al.: Comparison of quality of care for patients in the Veterans Health Administration and patients in a national sample. Annals of Internal Medicine 2004;141:938-45.

25. McGlynn, E.A., Asch, S.M., Adams, J., et al.: The quality of health care delivered to adults in the United States. The New England journal of medicine 2003;348:2635-45.

26. IQWIG. Analytic Hierarchy Process (AHP) – Pilotprojekt zur Erhebung von Patientenpräferenzen in der Indikation Depression. 2013.

27. Gigerenzer, G.: Bessere Ärzte, bessere Patienten, bessere Medizin. Aufbruch in ein transparentes Gesundheitswesen.: Medizinisch Wissenschaftliche Verlagsgesellschaft 2013.

28. Ioannidis, J.P.: Why most published research findings are false. PLOS Medicine 2005;2:e124.

29. Lee, K., Bacchetti, P., Sim, I.: Publication of clinical trials supporting successful new drug applications: a literature analysis. PLOS Medicine 2008;5:e191.

30. Bastian, H., Glasziou, P., Chalmers, I.: Seventy-five trials and eleven systematic reviews a day: how will we ever keep up? PLOS Medicine 2010;7:e1000326.

31. Trevena, L.J., Zikmund-Fisher, B.J., Edwards, A., et al.: Presenting quantitative information about decision outcomes: a risk communication primer for patient decision aid developers. BMC medical informatics and decision making. 2013;13 Supplement 2:S7.

32. Schwartz, L.M., Woloshin, S., Welch, H.G.: The drug facts box: providing consumers with simple tabular data on drug benefit and harm. Medical decision making. 2007;27: 655-62.

33. Schwartz, L.M., Woloshin, S., Welch, H.G.: Using a drug facts box to communicate drug benefits and harms: two randomized trials. Annals of Internal Medicine 2009; 150:516-27.

34. Böcken, J., Braun, B., Reipschläger, U.: Gesundheitsmonitor 2012 - Bürgerorientierung im Gesundheitswesen: Bertelsmann Stiftung mit der BARMER GEK; 2013.

35. Glaser, K.M., Markham, F.W., Adler, H.M., McManus, P.R., Hojat, M.: Relationships between scores on the Jefferson Scale of physician empathy, patient perceptions of physician empathy, and humanistic approaches to patient care: a validity study. Medical Science Monitor 2007;13:CR291-4.

36. Protheroe, J., Fahey, T., Montgomery, A.A., Peters, T.J.: The impact of patients' preferences on the treatment of atrial fibrillation: observational study of patient based decision analysis. BMJ 2000;320:1380-4.

37. Taylor, K.L., Williams, R.M., Davis, K., et al.: Decision Making in Prostate Cancer Screening Using Decision Aids

vs. Usual Care: A Randomized Clinical Trial. JAMA Internal Medicine 2013;173(18):1704-12.

38. Stacey, D., Bennett, C.L., Barry, M.J., et al.: Decision aids for people facing health treatment or screening decisions. Cochrane database of systematic reviews 2011:CD001431.

39. IKK Classic. Bevölkerungsbefragung Arztsuche und Arztauswahl 2015.

40. Finkenstädt, V., Niehaus, F.: Die Aussagekraft von Länderrankings im Gesundheitsbereich - Eine Analyse des Einflusses der Altersstruktur auf die OECD-Daten. Wissenschaftliches Institut der privaten Krankenversicherer (WIP) 2015.

41. Schlingensiepen, I.: Jeder dritte Chefarzt räumt überflüssige OP's ein. Süddeutsche Zeitung 08.09.2014.

42. Corallo, A.N., Croxford, R., Goodman, D.C., Bryan, E.L., Srivastava, D., Stukel, T.A.: A systematic review of medical practice variation in OECD countries. Health Policy 2014; 114:5-14.

43. Jena, A.B., Prasad, V., Goldman, D.P., Romley, J.: Mortality and treatment patterns among patients hospitalized with acute cardiovascular conditions during dates of national cardiology meetings. JAMA Internal Medicine 2015;175:237-44.

44. Hoffmann, B., Rohe, J.: Patientensicherheit und Fehlermanagement. Deutsches Ärzteblatt 2010;107:92-9.

45. Haynes, A.B., Weiser, T.G., Berry, W.R., et al.: A surgical safety checklist to reduce morbidity and mortality in a global population. The New England journal of medicine 2009; 360:491-9.

46. Stiftung für Patientensicherheit Schweiz. Wenn etwas schiefgeht. Kommunizieren und Handeln nach einem Zwischenfall – Ein Konsens-Dokument der Harvard Spitäler. 2006.

47. Lessing, C., Rohe, J., Lux, R., Hahnenkamp, C.: Sicher im Krankenhaus. 2013.

48. Hutchins, R., Viera, A.J., Sheridan, S.L., Pignone, M.P.: Quantifying the utility of taking pills for cardiovascular prevention. Circulation Cardiovascular quality and outcomes 2015;8:155-63.

49. Vrijens, B., Vincze, G., Kristanto, P., Urquhart, J., Burnier, M.: Adherence to prescribed antihypertensive drug treatments: longitudinal study of electronically compiled dosing histories. BMJ 2008;336:1114-7.

50. Mergenthaler, A., Wöhrmann, A.M., Staudinger, U.: Produktivitätsspielräume der 55- bis 70-Jährigen: Kohortenunterschiede, Cluster und Determinanten. In: Mittendrin? Lebenspläne und Potenziale älterer Menschen beim Übergang in den Ruhestand. Beiträge zur Bevölkerungswissenschaft, Band 47, Verlag Barbara Budrich, Opladen 2015:217-51.

51. Robert Koch Institut. Daten und Fakten: Ergebnisse der Studie »Gesundheit in Deutschland aktuell 2012«. Berlin: Robert-Koch-Institut 2014.

52. Krug, S., Jordan, S., Mensink, G.B., Muters, S., Finger, J., Lampert, T.: Physical activity: results of the German Health Interview and Examination Survey for Adults (DEGS1). Bundesgesundheitsblatt, Gesundheitsforschung, Gesundheitsschutz 2013;56:765-71.

53. Keeney, R.L.: Personal Decisions are the Leading Cause of Death. Operations Research 2008;57:1335-47.

54. Kranich, C.: Patientenkompetenz. Was müssen Patienten wissen und können? Bundesgesundheitsblatt-Gesundheitsforschung-Gesundheitsschutz 2004;47:950-6.

55. ÄZQ. Manual Patienteninformation. Empfehlungen zur Erstellung evidenzbasierter Patienteninformationen. Schriftenreihe Band 25 2006.

56. Scholl, I., Kriston, L., Härter, M.: PEF-FB-9 – Fragebogen zur Partizipativen Entscheidungsfindung. Klinische Diagnostik und Evaluation 2011;4:46-9.

57. Freedman, N.D., Park, Y., Abnet, C.C., Hollenbeck, A.R., Sinha, R.: Association of coffee drinking with total and cause-specific mortality. The New England journal of medicine 2012;366:1891-904.

- Meine Notizen

Meine Notizen

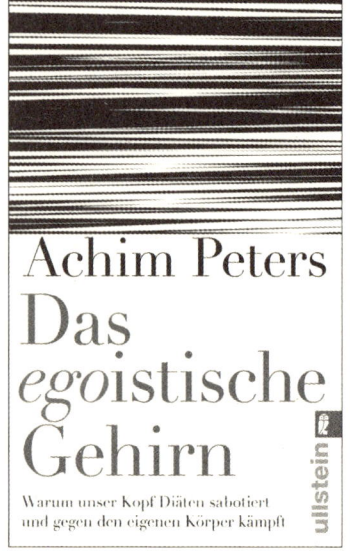
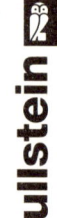